80歳まで健康に生きる36の秘訣

科学ジャーナリスト
渡辺雄二

青志社

80歳まで健康に生きる36の秘訣

はじめに

50~80歳の死因トップはがん

人は誰でもいつしか必ず死ぬものですが、「80歳くらいまでは元気でいたい」と思っている人が多いのではないでしょうか。「そんなの無理だよ」と感じる人もいるかもしれませんが、決して不可能なことではないのです。なぜなら、男性でも女性でも、80歳になっても元気に仕事をしたり、趣味に没頭したりしている人は少なくないからです。とくに**女性の場合、平均寿命が86歳**を超えていますから、男性よりも、その可能性は高いといえます。ちなみに、**男性の平均寿命はほぼ80歳**です。

しかし、**実際には80歳まで元気でいられない人がたくさんいます。80歳どころか、60代や70代、あるいは50代で日常生活が送れなくなったり、死亡したりする人も数多くいます。**その原因は、不慮の事故や自殺を除けば、ほとんどが何らかの病気によるものです。そして、その**最大の死因ががん**なのです。50歳から80歳までで死亡する人のうち、最も多いのはがんによる死亡です。

その一端は、芸能界を見ていると垣間見えます。2015年2月には、歌舞伎役者の坂東三津五郎さんが、すい臓がんのため59歳で亡くなりました。また、同じ歌舞伎役者の中村勘三郎さんは、食道がんがもとで2012年12月に57歳で亡くなりました。さらに翌年の11月には、歌手の島倉千代子さんが、肝臓がんのため75歳で亡くなりました。このほか、60代、70代でがんで死亡している芸能人はたくさんいます。

もちろん芸能界ばかりではありません。一般社会でも50歳から80歳までにがんで死亡する人はとても多いのです。私の周囲にもその年代でがんで亡くなっている人が何人もいます。おそらくみなさんの周囲にも、がんで亡くなっている人がたくさんいることでしょう。

がんは治療よりも予防が重要

現在、**日本人の3人に1人ががんで亡くなっている**という紛れもない事実があります。また、**がんを発病している人は、およそ2人に1人**と推計されています。つまり、私たちが生きていくうえで、最大の障壁ががんなのです。

以前に比べて、がんは治る病気と言われるようになりました。しかし、ひとたびがんになれば、入院して様々な検査を受けなければならず、そして、手術、放射線、抗がん剤などの治療を受けなければなりません。しかも、治療を受けたとしても、必ず治るとは限らず、死亡する人も多いのです。また、仮に治ったとしても、再発防止のために病院に通わなければなりません。

これでは、元気に生活しているとはいえないでしょう。ですから、**まずがんにならないことが、80歳まで元気に生きていくためには、最も重要なこと**なのです。

ところが、実際にはがん患者は増え続けています。そのためか、次々にがんの最新療法や最新薬が開発されており、テレビや新聞などでは毎日のように報道されています。時には、がんの最新治療を行なう医師の姿がテレビで映し出されたりもします。その姿は、まさしく現代の英雄という感じです。

しかし、私たちにとって**もっとも重要なのは、「がんになったらどうするか」ではなく、「がんにならないこと」**ではないでしょうか。つまり、がんの治療も重要ですが、もっと重要なのは、がんの予防なのです。ところが、多くの医師たちは、そのことにはそれほど熱心ではないようです。**がんの予防に関する研究はほとんど発表されない**からです。

おそらく予防の研究をしても、それほど評価されないでしょうし、また、予防が本当にできたかどうかについては、調べようがありません。ですから、研究する医師が少ないのでしょう。しかし、80歳まで健康に生きるためには、がんの予防が最も大切なのです。それを教示してくれる人がいないのであれば、**自分で努力して予防**するようにするしかありません。

がんの原因である化学物質の脅威を減らす

がんの原因は、**主に放射線、ウイルス、化学物質**です。このことは、すでにはっきりわかっています。おそらくこれに異論を唱える専門家はいないでしょう。これらが細胞の遺伝子を突然変異させ、その結果、細胞ががん化してしまうのです。それが増殖したものが、がんです。ですから、**それらの影響を減らして、細胞のがん化を防ぐ**

ことができれば、がんを防ぐことは可能なのです。

放射線、ウイルス、化学物質の中で、私たちが日常生活の中で、その**危険性を一番減らせるのは、化学物質**です。

現在、私たちの身の回りには化学物質があふれかえっています。食品添加物、農薬、合成洗剤、プラスチック、合成繊維、合成ゴム、除菌剤、香料などあげていったらきりがありません。つまり、多くの化学物質が、生活を便利にし、豊かにするものとして利用されているのです。

しかし、**化学物質は諸刃の剣**です。**便利な反面、危険性を秘めている**のです。その危険性の一つが、**発がん性**です。日常生活で利用されている化学物質の中で、発がん性やその疑いのあるものはたくさんあります。ですから、**がんを予防するためには、それらが体の中に入り込まないようにしなければならない**のです。本書では、それらの方法を具体的に示しました。「がんになりたくない」という人には、ぜひ参考にしていただきたいと思います。

がんに次ぐ障壁の血管障害

がんに次いで**死亡原因の第2位**となっているのは、**心疾患**です。そして、**第3位が肺炎**、**第4位が脳血管疾患**です。心疾患と脳血管疾患については、発生する部位は違っていますが、基本的には血管の異常、つまり、**血管障害によって起こる**ものです。

心疾患と脳血管疾患による死亡は、死亡者の4人に1人となっています。ですから、「80歳まで元気でいたい」という人にとっては、これらの血管障害が、がんに次ぐ第2の障壁なのです。ちなみに、がんおよび心疾患・脳血管疾患による死亡者は、全体の54％に達しています。ですから、これらの病気を予防することができれば、大半の人は健康に長生きすることができるのです。

血管障害を起こさないためには、血管が丈夫でしなやかであることが重要です。こうした状態を維持できれば、高血圧や動脈硬化を起こすことはなく、心筋梗塞や脳梗塞に陥ることもないと考えられます。また、脳出血を起こすこともないでしょう。本書では、そのための具体的な方法を示しましたので、ぜひ参考にしてみて下さい。

日常生活に支障をきたさないために

ところで、がんや心疾患・脳血管疾患にならなくても、日常生活に支障がでるような病気になってしまったのでは、80歳まで元気に生きるということはできません。たとえば、膝が痛い、腰が痛い、風邪をひきやすい、下痢や便秘になるなど。これらは命にかかわるものではありませんが、症状が続けば、辛い毎日を送らなければならなくなります。場合によっては、生きる気力が失われてしまうかもしれません。

ですから、歳を重ねると起こりやすくなるこれらの病気にならないことも、とても大切です。つまり、これらについても予防する、あるいは症状が出てしまった場合には、改善する必要があるのです。

そこで、本書では、まず**日常生活に支障をきたすような症状にならないための方法、あるいはそれらの症状を改善する方法**を示しました。併せて参考にしていただければと思います。

冒頭でも述べたように「80歳まで元気でいたい」と思っている人はとても多いこと

でしょう。しかし、半ばあきらめてしまっている人も少なくないと思います。とくに男性の場合、平均寿命が80歳ですから、多くの人は何らかの病気で80歳までに亡くなっているわけです。

しかし、諦めてはいけません。**がんや血管障害などの障壁をなくしていけば、80歳まで健康に生きられるはず**です。実際にそういう人もたくさんいます。私たちもそうなりましょう。

80歳まで健康に生きる36の秘訣　目次

第2章 膝の痛み、腰痛、骨粗鬆症を防ぐ

第3章　風邪、下痢・便秘、肌荒れの対処法

第4章 死因第1位のがんを予防する

第5章 心臓病と脳卒中と認知症を防ごう

第6章　80歳まで健康に生きるための心構え

装幀・本文デザイン　塚田男女雄（ツカダデザイン）

第1章

丈夫な歯を保って、健康を維持する

秘訣 1

歯を失わせる歯周病を防いで、いつまでも自分の歯でしっかり食べ物を噛む

歳を重ねても、丈夫な歯を維持できる

健康に長生きするためには、**まず歯が丈夫であることが必要**です。いうまでもなく、人間は食べ物から栄養を吸収し、それによって体が維持されています。**栄養を十分に吸収するためには、食べ物をよく咀嚼《そしゃく》しなければなりません**が、そのためには歯が丈夫でなければならないのです。食べ物を**おいしく食べる**ためにも、歯は丈夫でなけれ

ばなりません。

私の周囲には、80歳を過ぎても元気に暮らしている人が何人かいますが、たいてい歯が丈夫です。中には、せんべいやピーナッツをボリボリ食べている人もいます。

ところが、年齢を重ねるとともに歯が抜けてしまい、十分に咀嚼できなくなっている人が多いのです。そのため、入れ歯を入れたりしていますが、自分の歯と違って、十分に咀嚼できません。また、食べ物のおいしさも半減してしまうようです。

なぜ、歯が抜けてしまうのでしょうか?**「歳をとれば、抜けるのは仕方がない」**と思っている人もいるかもしれませんが、**それは間違い**です。80歳を過ぎても歯がしっかりしている人はたくさんいるからです。

歯をダメにしてしまう歯周病

歯がダメになってしまう原因の一つは虫歯ですが、もう一つの大きな原因は歯周病です。とくに**高齢者の場合、歯を失う最大の原因が歯周病**なのです。

歯周病とは、歯の周りの組織（歯周）が炎症などを起こして、不健康な状態になることです。歯の周りの歯肉が張れたり、血が出たり、ブヨブヨしたりするなどの状態になるのが、歯肉炎です。さらに、それが広がって歯の周りの歯周が炎症を起こした状態が歯周炎です。**歯肉炎と歯周炎を合わせて歯周病**といいます。

歯周病も、歯肉の炎症程度ですんでいれば、毎日不快に感じるくらいですが、さらに進行して**歯を支えている歯槽骨にまで影響が出てくると、深刻**です。歯は歯槽骨によって支えられて固定されているのですが、歯周病が進むと、それがしだいに溶け出し始めるのです。それは徐々に進行し、やがては歯を支えられなくなって、歯が抜けてしまうことになるのです。

歯周病を防ぐには、歯垢を除去すること

大切な歯を失わせてしまう歯周病ですか、**その最大の原因は、歯と歯茎の間にできる「歯垢」**です。

これは、食べかすや細菌、細菌の代謝産物からなるものです。食事をした後に、鏡で歯を見ると、歯と歯茎の間に食べかすが白く付いているのが分かりますが、時間がたつと細菌が増殖して、代謝産物が出て、歯垢になるのです。

ちなみに、歯石とは、歯垢が石灰化したものです。こうなると、容易に除去することができず、歯科医院で取ってもらわなければならなくなります。歯石自体に病原性はありませんが、歯垢ができやすくなるため、歯周病が発生しやすくなります。

歯垢では細菌が増殖し、毒素を作ります。それが歯肉に作用して、張れや痛み、変色、出血などを引き起こすのです（歯肉炎）。さらに、それが進行すると、歯の周りの組織が赤紫色になったり、張れたり、出血したり、組織が縮んで歯が伸びたような状態になります（歯周炎）。そして、**歯周炎が悪化すると、歯を支えている歯槽骨が溶けてしまい、歯が抜けてしまう**こともあるのです。

また、**歯垢に含まれる細菌は、歯を溶かす酸を出すため、虫歯も発生**します。さらに、**口臭の原因**ともなります。つまり、歯垢は口内トラブルの元凶なのです。ですから、口内を健康に保つためには、この歯垢を除去することが何より重要なのです。

秘訣 2

歯周病を防ぐには、歯磨き剤を使わずに歯と歯茎の間を時間をかけて丁寧《ていねい》にブラッシングする

歯磨き剤を使うと、歯垢がとれない

歯垢をきれいに取り除くためには、**歯磨き剤を使わずに、歯垢の溜まりやすい歯と歯茎の間を歯ブラシで丁寧にブラッシングすることが大事**です。これに尽きます。

「どうして、歯磨き剤を使ってはいけないの?」と疑問に感じる人も多いと思いますが、**市販の歯磨き剤には、**合成界面活性剤や合成保存料、酸化防止剤などの**刺激性の**

ある化学合成物質がいくつも配合されています。ですから、それを使うと、**舌や歯茎や口内粘膜が激しく刺激される**のです。

こうした刺激があるため、歯磨き剤を使うと、どうしてもブラッシングの時間が短くなってしまうのです。また、「歯磨き剤を飲み込みはしないか」という不安感にとらわれます。また、逆に「歯磨き剤を付けているのだから、そんなに丁寧に磨かなくてもいいだろう」という心理も働きます。

そんなこんなで、ブラッシングの時間はだいたい3分ぐらい、長くて10分くらいになってしまうのです。

歯と歯茎の間を丁寧にブラッシング

ところが、これでは歯垢ができないようにすることは難しいのです。**食べかすと細菌と細菌の代謝産物が合わさったものである歯垢は**、**とくに歯と歯茎の間に生じやすい**ものです。ですから、食事をした後あまり時間をおかずに、そして、**歯磨き剤を使わずに歯ブラシのみで**、**歯と歯茎の間を丁寧にブラッシング**しましょう。そうすれば、口内トラブルの元凶である歯垢はできないのです。仮に、多少歯垢ができたとしても、きちんと歯磨きを続ければ取り除くことができます。

ただし、歯垢ができないような歯磨きを行なうとなると、なかなか時間がかかります。上の歯の前歯、そして右奥、次に左奥、さらにそれらの裏側について、歯と歯茎の間を小刻みに丁寧にブラッシングしなければなりません。

そして、上の歯が終わったら、次に下の歯を同じようにしなければなりません。したがって、そうとう時間がかかるのです。ちなみに、私の場合、少なくとも30分くらいはブラッシングをしています。ただし、そんなに長くはできない人も多いでしょうから、とにかく手早く**歯と歯茎の境目を丁寧にブラッシングして、食べかすが付着するのを防ぐ**ようにして下さい。

良心的な歯科医院は、歯磨き剤を使わない

全国には数多くの歯科医院がありますが、患者の立場に立って、きちんとした治療を行なっている所は、まず歯磨きの指導をしてくれます。**もっとも大切なのは、虫歯**

や歯周病を発生させないことだからです。その際、通常歯磨き剤は使いません。**少し小さめの歯ブラシ**が用意され、それで**歯と歯茎の間を小刻みにブラッシング**するという指導を行ないます。それが、**歯周病を防ぐもっともよい方法**だからです。

私の場合、25歳の時に都内にある歯科医院の歯科衛生士から、歯磨き剤を使わないでブラッシングする指導を受け、60歳を過ぎた現在も、それを実行しています。そのおかげで、これまで歯周病になったことは一度もありません。歯茎が張れたことも、ブヨブヨになったことも、出血もほとんどありません。そのため、歯科医院の医師からは、「20代の歯茎をしている」と、驚かれています。みなさんも、ぜひ試してみて下さい。

歯周病予防は全身の健康維持につながる

ところで、歯周病は口内だけの問題ではありません。それが全身に悪影響をおよぼす可能性があるからです。**歯周病が発生すると、**それが刺激となって**動脈硬化を誘発する物質が出て、血管内にプラーク（粥状の脂肪性沈着物）ができやすくなる**とされています。すると、血液の流れが悪くなったり、血栓ができて血液の流れがストップしてしまうこともあります。

この現象が、心臓に酸素と栄養を送っている冠状動脈で起これば、狭心症や心筋梗塞を発症することになります。脳で起これば、脳梗塞を起こすことになります。**歯周病の人は、そうでない人に比べて脳梗塞になる割合が2・8倍に上る**といわれています（日本臨床歯周病学会のホームページより）。

また、**歯周病は糖尿病とも関係があります。歯周病菌の毒素の影響で生じた物質は、血液中の糖を臓器に取り込ませるインスリンの働きを妨害**します。**そのため、血液中の糖が増えてしまい、高血糖の状態になりやすくなる**とされています。

つまり、歯周病は歯をダメにしてしまうばかりでなく、心筋梗塞や脳梗塞、糖尿病を誘発する一因ともなっているのです。したがって、歯周病にならないようにすることは、全身を健康に保つことにも役立つことになるのです。

秘訣3
もし歯が汚れてきたら、刺激性のない石けんハミガキを使って歯を磨こう

味を分からなくする合成界面活性剤

市販の歯磨き剤には、必ず**合成界面活性剤**が配合されています。これは、泡を立てて歯の表面を洗浄するためのもので、いわば主成分です。通常、**「ラウリル硫酸Na」**が使われていますが、合成界面活性剤は、どれも刺激性があります。**歯磨きの後に食べ物の味が分からなくなる**のは、これが原因と考えられています。

ちなみに、ラウリル硫酸Naは、表示指定成分になっていたものです。これは、旧厚生省が、**皮膚障害やアレルギー、がんなどを起こす可能性がある**としてリストアップしていた**化学合成物質**です。以前は、化粧品や医薬部外品（歯磨き剤は医薬部外品に該当する）には、表示指定成分の表示が義務付けられていました。それらを肌などにつかうことで、皮膚障害などを起こす可能性のある人がいたため、表示することで注意を喚起していたのです。

ただし、2001年4月からは、化粧品の全成分表示が義務付けられ、その後、医薬部外品についても、業界が全成分の表示を自主的に決めたため、表示指定成分の制度はなくなりましたが、それらにリストアップされていた化学合成物質が、今も要注意物質であることに変わりはないのです。

発がん疑惑物質も含まれている

さらに、市販の歯磨き剤の多くには、**保存料のパラベン**が使われています。成分が腐敗するのを防ぐのが目的です。しかし、**保存料は細菌やカビなどの増殖を抑制する**

もので、それらの細胞に対して毒性があります。**そのため、口内や舌などの細胞に対しても毒性を発揮する危険性がある**のです。

また、香味剤として**サッカリンNa**が配合されています。これは**合成甘味料の一種**で、食品添加物としても使用が認められていますが、実は**発がん性の疑いがもたれている**のです。カナダで、サッカリンNaを5％含むえさをラットに2世代に渡って食べさせる実験が行なわれました。その結果、2代目のオス45匹中8匹に膀胱がんが発生したのです。

市販の歯磨き剤には、これらの刺激性のある化学合成物質がいくつも配合されています。ですから、歯を磨いていると、舌や歯茎や口内粘膜が刺激されるため、どうしてもブラッシングの時間が短くなってしまうのです。

石けんハミガキには刺激性がない

ただし、歯磨き剤を使わずにブラッシングを続けていると、人によっては歯が黒ずんでくることがあります。私も、前歯が黒ずみやすく、汚れた感じになってきます。

これでは、いくら歯茎がきれいでも、ちょっと困りものです。そこで、**黒ずんできたときには、石けん歯磨き剤**を使っています。私が使っているのは、［シャボン玉せっけんハミガキ］（シャボン玉石けん）です。

これには、合成界面活性剤や保存料などの刺激性物質は含まれていません。成分は、「炭酸Ca［研磨剤］、水、ソルビトール［湿潤剤］、シリカ［研磨剤］、石ケン素地［発泡剤］ベントナイト、セルロースガム［粘結剤］、香料（ペパーミント）」です。

ラウリル硫酸Naの代わりに石けん素地が使われています。なお、ソルビトールは食品添加物としても使われている甘味料で、ぶどう糖やデンプンなどから作られています。もともと果物や海藻などに含まれている成分なので、安全性に問題はありません。また、ベントナイトは、粘土の一種であり、陶磁器などに使われているものです。これも、その由来から安全性に問題はないと考えられます。

歯が黒ずんできてしまったという人は、刺激性のない石けん歯磨き剤をぜひ使ってみて下さい。

秘訣 4

高齢になるにしたがって歯と歯の間が空いてくるので、歯間ブラシで食べかすをきれいに取るようにしよう

爪楊枝はＮＧ

食堂や居酒屋などで、爪楊枝を使っている人をよく見かけます。食べ物が歯に挟まってしまい、うっとうしく感じられるので、爪楊枝でほじってとっているのです。

とくに年齢を重ねると、歯と歯の間が空いて隙間ができやすくなるので、挟まりやす

くなってしまいます。ですから、爪楊枝を使うことも多くなるようです。

しかし、爪楊枝を使うのは、感心しません。食べかすが十分に取れませんし、また、歯茎を傷つけてしまう恐れがあるからです。私も以前は爪楊枝を使っていました。ところが、ある日、歯科医院に勧める人から、「**楊枝は歯茎を傷つけるし、食べかすをきれいに取れない**ので、歯間ブラシを使ってみて下さい」と指摘されました。その時は「どうして爪楊枝がダメなの？」と思いましたが、よく考えると、確かに食べかすがよく取れないし、歯茎を傷めることがあることを思いだしました。

歯間ブラシで食べかすを取る

それからというもの、私は歯間ブラシを使うようになりました。そして、それが必需品になったのです。というのも、食事をすると、どうしても食べかすが歯に挟まってしまいます。とくに年齢を重ねるとともに、前述のように食べ物が挟まりやすくなってしまいます。おそらく同じような経験をされている方も多いと思います。

歯に**食べかす**が挟まっていると、とても気になります。また、放っておくと、**虫歯**

や歯周病、口臭の原因にもなります。そこで、食事の後に常に歯間ブラシを使って、食べかすを取るようにしているのです。これを使うと、きれいに取ることができます。

では、どんな歯間ブラシがよいのでしょうか？　ドラッグストアには、歯ブラシとともに歯間ブラシがいく種類が並べられています。大別すると、ナイロン製とゴム製とに分かれます。

ナイロン製は、ステンレスでできた細いワイヤーに、ナイロンの毛がたくさん装着されたものです。一方、ゴム製は、プラスチックの柄の先にゴム製のブラシが付いているもので、代表的なのは、［小林製薬のやわらか歯間ブラシ］（小林製薬）です。

ナイロン製でワイヤーのしっかりしたものを

私は、ナイロン製を使っています。というのも、ゴム製を一度使ったことがあるのですが、ゴム製のブラシが歯茎を擦ることになるため、痛みを感じました。また、すぐに柄の部分とブラシが折れたような状態になって、ほとんど役に立たなくなってしまいました。そのため、使うを止めたのです。

一方、ナイロン製の製品は、各メーカーから何種類が出ていますが、**ポイントは、ステンレスワイヤーのしっかりした製品を選ぶ**ことです。中には、ワイヤーが柔らかくて、使っているとすぐに曲がってしまい役に立たないものがあるので、注意して下さい。ちなみに、私が使っているのは、「エムズワン デンタルプロ」（ウイング）という製品です。S、M、Lサイズがあるので、ご自分の歯並びに合うものを選んで下さい。ただし、ある程度使うとワイヤーのステンレススチールが劣化して、折れてしまいます。これは、どのメーカーの歯間ブラシでも同じです。この際、折れたワイヤーを飲み込まないように注意しなければなりません。

なお、**糸ようじ**で食べかすを取る方法もあります。歯と歯の間に糸を割り込ませ、動かすことで食べかすを取るもので、使っている人も少なくないようです。ただし、私自身は使いたいとは思いません。なぜなら、歯と歯の間に糸を割り込ませるため、それを何回も続けていると、歯と歯にすき間ができてしまうように感じられるからです。

また、**デンタルフロス**という細い糸で、糸ようじと同様に食べかすを取る方法もありますが、同じ理由で私は使いたいとは思っていません。

第2章

膝の痛み、腰痛、骨粗鬆症を防ぐ

秘訣5

膝の痛みの原因となる変形性膝関節症は、膝軟骨の形成を促すことで改善できる

関節が異常を起こして痛みを覚える

50歳を過ぎた頃から、首、肩、腰、膝などに痛みを覚えるようになる人は少なくないようです。「五十肩」などという言葉もあるくらいです。痛みの原因として、関節の異常があげられます。とくに膝の場合、変形性膝関節症になって、痛みを覚えるケースが多いのです。これは、膝の関節にかかる負担が積み重なることで、**クッショ**

ンの役目をしている膝の関節軟骨がすり減ったり、変形したりすることによって、膝に痛みや障害が発生するというものです。

変形性膝関節症の主な症状は、「ひざがこわばる」「歩くときに膝が痛み、とくに階段を下りたり、上ったりするときに痛む」「膝が曲がりにくくなり、正座ができない」などというものです。とりわけ、歩く時や坂道を下った時、あるいは階段の上り下りに痛みが増幅されます。歩く際には膝の関節に体重の2〜3倍、階段を降りる際には5倍もかかるため、膝に負担がかかって、痛みを覚えるのです。そのため、ひどい場合は歩行が困難になってしまいます。これでは、健康な日常生活を送ることができなくなってしまいます。

軟骨がすり減って、変形性膝関節症に

変形性膝関節症の主な原因は、老化と肥満とされています。一般に加齢に伴って、代謝が悪くなるので、膝関節の軟骨も生成が悪くなって、すり減ったり変形したりすると考えられています。また、太るとそれだけ膝に体重がかかるので、関節の負担が

大きくなって、軟骨に異常が現れると考えられます。では、これを防ぐにはどうしたらよいのでしょうか？

関節を形成する軟骨は、65～80％が水分で、残りの固形成分のうち、半分はタンパク質の一種のコラーゲンでできています。コラーゲンは、人間の体のタンパク質の3分の1を占めていて、軟骨のほか、皮膚、骨、血管、歯、眼、腱、内臓など全身に分布しています。若い時には、代謝が活発ですから、体内でコラーゲンも盛んに生産されますが、加齢とともに代謝が悪くなり、コラーゲンの生産も低下してきます。すると、軟骨のコラーゲン量が減って、すり減ったり変形したりしてしまうと考えられます。その結果、変形性膝関節症になるケースがあるのです。ですから、**それを防ぐためには、コラーゲンの生産を活発にして、膝の関節をしっかりした状態にすること**が大切なのです。

コラーゲンを食べて軟骨をしっかりさせる

コラーゲンは体内で作られますが、そのためにはその原料となるグリシン、プロリン、アラニンなどのアミノ酸が必要です。それを供給するためには、コラーゲンを含む食べ物を食べることです。コラーゲンが消化液によって分解されてアミノ酸となり、コラーゲンの生成をうながすからです。

コラーゲンをもっとも多く含む食べ物は牛すじで、１００gあたり5g含んでいます。このほか、鶏の軟骨、鶏砂肝、鶏もも肉、鶏手羽先、鶏皮、豚レバー、豚スペアリブ、豚こま切れ、ハモの皮、ウナギ、鮭の皮などにも多く含まれています。**コラーゲンを多く含む食べ物を食べることによって、グリシンなどのアミノ酸が供給され、体内でコラーゲンが生産されやすくなります**。

また、市販のゼラチンパウダーでコーヒーゼリーやフルーツゼリーなどを作って食べればコラーゲンを簡単に供給することができます。ゼラチンはコラーゲンで作られたものだからです。コラーゲンを多く摂取して、体内でコラーゲンが活発に生産され、軟骨がしっかり形成されれば、膝の痛みもなくなるはずです。なお、コラーゲンについてもっと詳しく知りたい方は、拙著『**健康に長生きしたけりゃゼラチンを食べなさい**』**（青志社）**をご参照ください。

秘訣6 デスクワークや車の長時間運転で増えている腰痛は、腹筋と背筋を鍛えれば防ぐことができる

腰痛は人間の宿命

イヌやネコなどの四足歩行の動物の場合、腰痛が起こることはないといわれています。頭や上半身の体重の負担が、腰にかからないからです。それに比べて、二足歩行の人間の場合、頭と上半身の負担が、すべて腰にかかってきます。しかも、人間の頭（脳）は重いので、その負担がとても大きいのです。ですから、腰痛はいわば人間の

宿命なのです。

さらに、現代人は、パソコンを使ったデスクワークや車の運転など、椅子に座った状態を長く続けることが多く、それだけ腰への負担が大きくなります。また、運動不足によって、腰骨を支える筋肉が弱っています。これらが重なって、腰痛に悩まされることになるのです。

スウェーデンの整形外科医アルフ・ナッケムソンは、1970年代の半ばに腰痛の原因は体の姿勢にあることを指摘し、ヨーロッパでは予防策が進んで、腰痛患者が減ったといいます。しかし、日本ではこうした対策が遅れているように思います。

私も腰痛に悩まされた

恥ずかしながら、実は私も以前は腰痛に悩まされていました。パソコンに向かって原稿を書いている時間が長いため、椅子に座った状態が続くことになります。そうすると、腰に負担がかかり、ジーンとした痛みを感じ、それが続くのです。椎間板ヘルニアとか、ぎっくり腰とか、そういう耐えられないような強い痛みではありません。

おそらく会社でデスクワークをしている人も、同じような痛みを感じている人が少なくないのではないかと思います。

そこで、腰痛に関する情報を集めたところ、**腰の筋肉である腹筋と背筋が弱ってきているため、腰痛が起こる**ことが分かりました。私の場合も運動不足によって、それらの筋肉が弱っているのだと思いました。また、50代の半ばごろになっていたので、加齢によっても、それらの筋肉が弱っていることも考えられました。ちなみに、高齢になるにしたがって、腹筋や背筋の力が低下することで、腰痛を感じるようになる人は多いようです。

腹筋と背筋の運動で腰痛がなくなった

それからというもの、私は毎日腹筋と背筋の運動、体の前屈を、仕事の合間または寝る前に一日一回行なうことにしました。**腹筋運動は、仰向けに寝て両手を頭の後ろにして、上半身を軽く起こします。背筋運動は、腹筋運動と同じ姿勢で、腰から背中をそらします。体の前屈は、腹筋運動と背筋運動をした後に、上体を起こして、頭を**

足のほうに付けるというものです。

まず腹筋と背筋の運動を10回、そして、前屈を20回、次にまた腹筋と背筋を10回、前屈を10回、さらに腹筋と背筋を10回行ないます。これでそれぞれがトータルで30回となります。

それをしばらく続けているうちに、腰痛はなくなりました。以前はパソコンに向かっていると、ジーンと痛みを感じて、腰に手を当てたり、立ちあがって運動したりしなければならなかったのですが、そうした事は必要なくなりました。ずっとパソコンに向かっていても、とくに腰に痛みを感じることはないのです。

60歳を過ぎた今も、毎日腹筋運動、背筋運動、体の前屈を行なっているためか、腰痛は感じません。軽い腰痛で悩まされている人は、一度試してみて下さい。ただし、くれぐれも腰に負担がかからないように気をつけて下さい。

〈腹筋と背筋の運動〉

腹筋

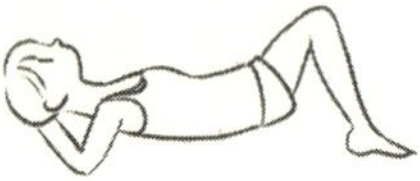

① ひざを軽く曲げて、
両手を頭の後ろに。

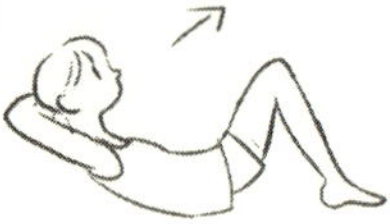

② 上体を軽く起こす。

背筋

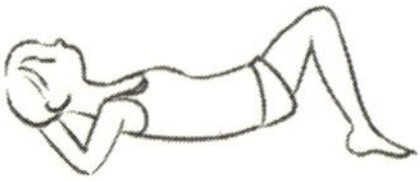

① 腹筋運動と同じ姿勢をとる。

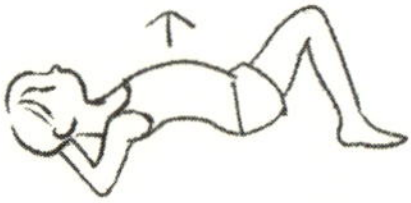

② 腰をそらすように上げる。

前屈

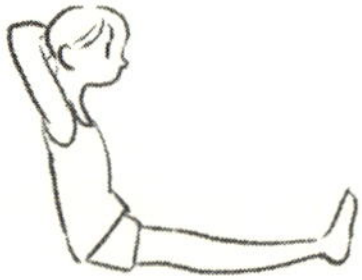

① 背筋運動のあと、
そのまま上体を起こす。

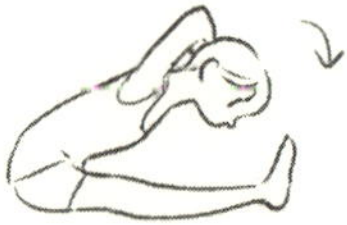

② 上体を曲げて足につける。
（無理に足につけなくてもよい）

秘訣7

骨折が起こりやすくなる骨粗鬆症は、カルシウムとコラーゲンの摂取で防ぐことが可能

骨がもろくなる骨粗鬆症

高齢になると、転んだり、しりもちをついたりなど、ちょっとしたことで骨折を起こす人がいます。骨粗鬆症になっていて、骨が弱っているため、少しの衝撃でも骨が折れてしまうからです。

骨粗鬆症とは、骨にスが入ったようにスカスカの状態になってしまい、それによっ

て骨の強度が低下して、骨折しやすくなる病気です。50歳以上の人に多く、とくに閉経後の女性に多いとされます。

では、**どうして骨粗鬆症になるのでしょうか？** 骨はいったんできてしまうと、ずっとそのままの状態を保つと思われがちですが、実際には違っていて、常に新陳代謝を繰り返しています。つまり、古い骨は壊れて、新しい骨が作られているのです。

ところが、**年齢を重ねるとともに骨が作られにくくなり、骨密度は減っていき、とくに50歳を超えると低下**していきます。**女性の場合、閉経後に骨密度が急激に低下し**ますが、これは、**女性ホルモンの分泌量が急激に減ることで骨の破壊が高まって、骨形成が追い付かなくなり、骨がもろい状態になってしまう**ためです。そのため閉経後の女性に骨粗鬆症が多いのです。

カルシウムとコラーゲンがポイント

骨粗鬆症を防ぐには、骨の形成をうながすために、**カルシウムの摂取を増やす**必要があります。また、**カルシウムの吸収を高めて、骨の代謝を活発にするビタミンD**

（いわし、しらすなどの魚類やきのこ類、卵黄、日光浴で摂取）を摂る必要もあります。

さらに、軟骨と同様にコラーゲンを摂取することで、骨を丈夫にすることができます。**骨は、骨基質にリン酸カルシウムなどが沈着して形成されていますが、骨基質の大部分がコラーゲン**なのです。骨を鉄筋コンクリートに例えるなら、コラーゲンは鉄筋に当たり、リン酸カルシウムはコンクリートに当たります。ですから、コラーゲンを多く摂取して、体内でそれがたくさん作られるようになれば、骨が丈夫になることも期待されるのです。

コラーゲンで骨密度が高まる

それを裏付ける実験データがいくつかあるので、ご紹介しましょう。

閉経後骨粗鬆症を起こしたラットに対して、ゼラチン添加食（カゼイン10％＋ゼラチン5％）を60日間摂取させ、対照群（カゼイン15％）と比較したところ、ゼラチン添加食を食べたラットでは、明らかに大腿骨の破断強度が増加したといいます（国立健康・栄養研究所の石見佳子研究員のレポート「コラーゲンの安全性と機能性」より）。これは、骨折しにくくなったということです。なお、カゼインとは、牛乳に多く含まれているたんぱく質の一種です。

また、別の実験もあります。それは正常なマウスに対して、10％のカゼイン食のうち、4％だけをゼラチンで置き換えて食べさせたところ、大腿骨の骨密度が増加したというものです。ちなみに、骨密度が低下すると、骨粗鬆症になりやすくなります。

さらに、人間に対する実験結果もあります。骨粗鬆症患者に対して、骨の破壊（骨吸収）を抑える薬を投与すると同時に、コラーゲンペプチド（ゼラチンを分解したもの）を投与すると、その薬を単独で投与した時よりも、骨吸収の指標であるピリジノリンという物質の量が低下することがわかりました。これは、骨の破壊が弱まって、骨密度が高まることを示唆しています。

つまり、**コラーゲンを多く含む食べ物、またはゼラチンパウダーを食べることで、骨密度が高まって、骨粗鬆症を防ぐことができる**ということなのです。

第3章

風邪、下痢・便秘、肌荒れの対処法

秘訣 8

風邪を予防するには、うがい薬は使わずに、毎日水道水でうがいをする

風邪は命取りになることも

風邪はもっともポピュラーな病気で、「たかが風邪」と思っている人も多いでしょうが、高齢者の場合、悪化すると肺炎を起こし、命にかかわることもあります。ちなみに、現在肺炎は、日本人の死亡原因の第3位です。また、命にかかわることはなかったとしても、風邪をひくと、のどが痛くなったり、咳やクシャミがでたり、発熱

したりと、なかなか辛いものです。ですから、できるだけ風邪はひきたくないもの。その予防法としてよくいわれているのが、うがいですが、実際にうがいによって、感染率を減らすことができるのです。

風邪の原因は9割がウイルスといわれています。それがのどや鼻などの粘膜に感染して増殖し、炎症を起こします。その結果、のど荒れや鼻水、クシャミ、発熱、頭痛などの風邪の諸症状が現れるのです。ですから、**うがいによって風邪ウイルスの侵入を防ぐことができれば、風邪にかからないですむ**のです。それを立証したのは、京都大学保健管理センター（現・健康科学センター）の川村孝教授の研究グループです。

水うがいで発症率が低下

同研究グループでは、2002～03年の冬季、北海道から九州まで全国18地域でボランティア387名を募り、くじ引きで「特にうがいをしない群」「水うがい群」「ヨード液うがい群」の三グループに分けて、それぞれのうがい行動を2か月間行なってもらい、風邪の発症率を調べたのです。

「ヨード液うがい群」の場合、市販のヨードうがい薬を使いました。「イソジン」（明治）に代表されるヨードうがい薬は、何種類か出ていますが、基本的にはどれも同じです。溶液1㎖中にポピドンヨードという有効成分を70㎎（約7％）含んでいます。そのほかは、エタノール、l-メントール、サッカリンNa、香料などの薬用添加物が使われています。有効成分のポピドンヨードは、ヨウ素（ヨード）をポリビニルピロリドンという化学物質に結合させたもので、日本薬局方に収載された医薬品です。

「ヨード液うがい群」については、説明書に従い、溶液2〜4㎖を水約60㎖で薄めて、1日に3回以上うがいしてもらいました。一方、「水うがい群」は、水約60㎖と条件を同じにして、1日に3回以上うがいしてもらいました。なお、1日の平均うがい回数は、どちらも3・7回でした。

ヨードうがいは逆効果

その結果、「特にうがいをしない群」では、風邪の発症率が、1か月あたり100人中26・4人と、およそ4人に1人が発症していました。一方、「水うがい群」では、同じく17・0人と、明らかに発症率が低下していました。つまり、水でのうがいによって、風邪を明らかに予防できたということです。

その理由について、調査を行なった川村教授は、「水の乱流によって、ウィルスそのものか、ほこりの中にあってウィルスにかかりやすくするプロテアーゼという物質が洗い流されること、また、水道水に含まれる塩素が何らかの効果を発揮したことなどが考えられる」と分析しています。

なお、「ヨード液うがい群」ですが、同じく23・6人という結果でした。つまり、「水うがい群」よりも風邪の発症率が約1・4倍も高く、「特にうがいをしない群」とそれほど変わらなかったのです。これについて同教授は、「ヨード液がのどに滞在する細菌叢を壊して、風邪ウイルスの侵入を許したり、のどの正常細胞を傷害した可能性が考えられる」と分析しています。

結局、**風邪予防には、余計なうがい薬は使わずに、水（水道水）でうがいすることが一番よい**のです。

秘訣9

風邪を早く治したいなら、解熱鎮痛剤の入った風邪薬を飲んではいけない

風邪薬で風邪は治らない

「風邪をひいたら風邪薬を飲む」というのが常識になっていますが、実は**風邪薬に風邪を治す力はない**のです。それどころか、返って風邪の治りを遅くしてしまうのです。

ですから、**風邪薬は飲まないほうがよい**のです。

風邪は、身近に存在するライノウイルスやコロナウイルスなどが、のどや鼻の粘膜

で増殖し、炎症を起こすことによって様々な症状が現れる病気です。ですから、風邪を治すためにはこれらのウイルスを退治しなければなりません。

ところが、市販の風邪薬は、発熱やのどの痛みも咳などの症状を単に抑えるものであって、風邪ウイルスを退治するものではないのです。ですから、風邪薬を飲んでもなかなか治らないのです。

風邪薬の**主成分は、解熱鎮痛剤**です。つまり、**発熱の症状を抑え、また、頭や関節などの痛みを抑えようというもの**です。市販の風邪薬には、アセトアミノフェンまたはイブプロフェンのどちらかが配合されています。ですから、風邪薬を飲むと一時的に熱が下がって体が楽になり、また、頭痛やその他の痛みも和らぐのです。それで、「治ったようだ」と思ってしまう人もいるのです。しかし、それは一時的に熱が下がっただけで、たいてい時間がたつと、また熱が上がってしまいます。風邪の原因となっているウイルスを退治できていないからです。

解熱鎮痛剤が免疫力を低下させる

実は**風邪のウイルスを撃退できるのは、体の免疫しかありません。**リンパ球などからなる免疫システムが風邪ウイルスを攻撃することで減らし、風邪を治してくれるのです。ただし、撃退するまでにはどうしても時間がかかります。ですから、一度風邪をひくと、治るまでに数日から1週間ぐらいかかってしまうのです。

ところで、免疫に関してとても重要なことがあります。**免疫は、体温が高いほうが強まるということです。風邪をひくと熱が出るのは、免疫がウイルスと闘っているから**ですが、それは**結果的に体温を高めて免疫力を強める**ことになるのです。また、**風邪ウイルスは高温に弱いので、ウイルスの活動を抑える**ことにもなります。

ところが、風邪薬を飲んだらどうなるでしょうか？　解熱鎮痛剤によって熱を無理に下げてしまうことになります。そのため、免疫力が低下してしまうのです。さらに、風邪ウイルスの勢いを増してしまうことにもなります。

したがって、風邪の治りが遅くなってしまうのです。これは医学界では常識になっていて、たいていの医師は知っていることです。ですから、**解熱鎮痛剤でやたらと熱**

を下げてはいけないのです。

重い副作用が現れることもある

さらに、風邪薬を服用すると、**副作用が現れる**ことがあります。とくに重症なのは、**スティーブンス・ジョンソン症候群**です。これは、高熱を伴い、発疹や発赤、火傷のような水ぶくれが全身の皮膚や口や目の粘膜に現れるというものです。**体の免疫が薬の成分に過剰に反応し、皮膚や粘膜の細胞を異物として認識して攻撃するために起こる**と考えられています。

このほか市販の風邪薬には、副作用として、たんを伴わない空せき、息切れ、呼吸困難、発熱などの症状が現れる**間質性肺炎**が起こることがあります。ですから、風邪をひいても、**安易に市販の風邪薬を服用しない**ほうがよいのです。

秘訣10 風邪を治すためには栄養をとって免疫力を高め、漢方薬を上手に使う

外から帰った時には必ずうがいを

風邪対策は、当たり前ですが、**風邪をひかないように心がけることが何より重要**です。風邪ウイルスの多くは冬場になって気温が低くなって乾燥してくると、活動が活発になってきます。そして、人間ののどや鼻の粘膜に付着して、そこで増殖します。

したがって、**ウイルスが粘膜に付着しないようにすればいい**わけです。

そのためには、**水でよくうがいをする**ことです。外出して家に帰ってきたときは、必ずうがいをして、のどの粘膜に風邪ウイルスが付着しないようにしましょう。秘訣8で示したように、水でのうがいによって、風邪の発症率を減らすことができます。

また、**鼻の孔《あな》を水で洗うのもよい**でしょう。水を手ですくって鼻に充てて、吸い込むようにして洗うのです。最初は慣れないと、鼻に痛みを感じることがありますが、慣れてくると、痛みを感じずに洗うことができるようになります。こうして**鼻の粘膜に付着したウイルスを洗い流す**わけです。

さらに、**栄養を十分に摂って免疫力を高い状態にしておくことが重要**です。栄養が低下したり、疲労が重なったり、睡眠不足に陥ったりして体力が低下すると、免疫力も低下してしまいます。すると、風邪ウイルスの侵入を受けやすくなります。したがって、体力が低下しないように注意することが大切です。

栄養をとって、免疫力を高める

それでも風邪をひいてしまったら、どうすればよいのでしょうか？　私の場合、冬場になると、外出して家に帰ってきた時、水でうがいを十分にして、さらに水で鼻の孔を洗っているためか、滅多に風邪をひくことはありませんが、それでもたまにひくことがあります。だいたい夜にのどや鼻が「ちょっとおかしいな」と感じて、朝になってのどが荒れて痛くなり、熱も37度を超えている、というような状況で風邪をひきます。

おそらく外出した際に、のどや鼻にウイルスが侵入し、うがいや鼻洗いで十分に除去し切れずに眠っている間に増殖して炎症を起こすということだと思います。なお、**眠っている時は体温が下がるため、免疫力も下がって、ウイルスが増殖しやすくなる**ようです。

風邪を治すうえでもっとも重要なことは、**免疫力を高くしてウイルスを撃退する体制を作る**ことです。そのためには、**栄養を十分に摂って、体温を高く維持する**ことです。また、**ビタミンCを摂る**のも有効です。これまでの研究で、ビタミンCが風邪の回復を早めることが確認されているからです。なお、**のどの痛みにはハチミツが効果的**とされています。

葛根湯で、免疫力を高める

私の場合、卵や牛乳、肉類など栄養価の高いものを食べるようにして、漢方薬の「葛根湯」を飲むようにしています。「葛根湯」は、ひき始めの風邪に効果があるとされていますが、私はひき始めだけでなく、ずっと飲み続けます。

「葛根湯」は、免疫力を高めることでウイルスを排除して、風邪を治そうというもので、単に症状を抑える一般の風邪薬とは違います。飲むと体が楽になって、効いているのを実感することができます。

ちなみに、「葛根湯」は各製薬会社から出ていますが、私が利用しているのは、「カネボウ専科葛根湯」（クラシエ薬品）という顆粒状の製品です。これまでいろいろな「葛根湯」を試してきましたが、この製品が一番効果を感じられたからです。

これまでの私の経験では、栄養や水分を十分とって、「葛根湯」を飲み続ければ、4～5日から1週間で風邪は完治しています。風邪をひいたら、一度試してみて下さい。

秘訣11 下痢や便秘で悩んでいる人は、プレーンヨーグルトを食べて腸内環境を改善しよう

下痢や便秘は腸内環境の乱れで起こる

「お腹をこわしやすい」、あるいは逆に「便秘気味でつらい」という人は少なくないと思います。これらは命にかかわることではありませんが、いつもこうした状態では、気分が晴れず、元気に生きることはできません。

下痢や便秘の原因として、まずあげられるのは**腸内細菌叢《そう》の乱れ**です。便をためる

器官である大腸にはたくさんの細菌が棲みついています。大腸菌や乳酸菌、ビフィズス菌、ウェルシュ菌など、その種類はおよそ100種類、そしてその数はなんと100兆個以上におよぶといわれています。人間の細胞は全部で約60兆個ですから、それよりも多い細菌が大腸に棲みついているのです。

それらは**腸内細菌**といわれますが、それは**大腸と共生関係**にあります。すなわち、**細菌は住み家を貸してもらう代わりに、食べ物の消化を助けたり、栄養素を作って提供**したりしているのです。

ところが、栄養が偏ったり、お酒を飲みすぎたりすると、腸内細菌のバランスが乱れて、有害物質を作るような細菌、いわゆる「悪玉菌」が増えてしまいます。すると、腸内環境が悪化して、悪玉菌優勢となって、下痢や便秘などの症状が起こると考えられています。

腸内環境を改善するヨーグルト

その乱れた状態を正そうというのが、乳酸菌を主成分とした整腸薬なのです。善玉菌である乳酸菌を大腸に送り込んで、悪玉菌の勢力を抑え込んで腸内環境を改善することで、下痢や便秘を治そうというものなのです。

さて、**乳酸菌を摂取して腸内環境を改善する**ということであれば、わざわざ整腸薬を飲まなくてもほかに方法があります。それは、プレーンヨーグルトを食べるということです。ヨーグルトは、牛乳を乳酸菌で発酵させたものであり、それを食べれば、腸に乳酸菌を送り込むことができるのです。

プレーンヨーグルトとして知られているのは、まず「明治ブルガリアヨーグルトLB81プレーン」（明治）があります。使われているLB81乳酸菌は、善玉菌の代表格といえるもので、腸内の悪玉菌が増えるのをおさえて、腸内環境を整える働きがあります。女子大生106人に「明治ブルガリアヨーグルトLB81」を食べてもらったところ、便通がよくなり、便秘が改善されたといいます。

そのため、「お腹の調子を整える」トクホ（特定保健用食品）として、消費者庁から許可されています。

【小岩井生乳100％ヨーグルト】がおススメ

また、［森永ビヒダスBB536プレーンヨーグルト］（森永乳業）も、よく知られた製品です。乳児の腸にいるビフィズス菌が入ったヨーグルトで、これも、お腹の調子を整えるトクホです。人での臨床試験で、排便回数や便性状の改善が認められています。

もう一つ、おススメなのが、［小岩井生乳100％ヨーグルト］（小岩井乳業）です。これも、トクホの許可を受けていて、「生きたビフィズス菌（ビフィドバクテリウム・ラクティスBB-12）の働きにより腸内の環境を改善し、おなかの調子を良好に保ちます」という許可表示があります。

この製品は、ビフィズス菌を含んでいるだけでなく、とてもおいしいのです。生乳100％であるため、舌触りがなめらかで、酸味の少ない、食べやすいヨーグルトに仕上がっています。そのため、プレーンですが、砂糖をかけなくても、そのまま十分食べられます。

「お腹の調子がどうも悪い」ということで悩んでいる方は、これらのプレーンヨーグルトを一度食べてみて下さい。

秘訣 12

肌が「乾燥する」「かゆい」「荒れている」で悩んでいる人は、ボディソープをやめて無添加石けんを使おう

ボディソープが肌荒れの原因に

歳を重ねるとともに、肌が乾燥しがちになります。これは、皮膚に含まれる保湿成分であるヒアルロン酸などの生成が悪くなるためです。乾燥すると、痒くなったり、傷つきやすくなったり、時にはひび割れを起こりしたりと、肌荒れを起こしがちにな

ります。いつも肌が荒れていたのでは快適な生活を送ることはできないでしょう。

ところで、**加齢のほかに肌荒れを助長しているものがあります**。それは、**市販のボディソープ**です。「ビオレU」（花王）や「ナイーブボディソープ」（クラシエホームプロダクツ）などのポピュラーなボディソープには、「ラウレス硫酸Na」という成分が配合されています。これは、体の汚れを落とす主成分です。

聞きなれない言葉だと思いますが、代表的な合成界面活性剤の一種なのです。正式名称は、ポリオキシエチレンラウリルエーテル硫酸ナトリウム。やたらと長たらしい名前ですが、メーカー側は「長すぎる」ということで、略称の「ラウレス硫酸Na」を使っているようです。ところが、ここに大きなカラクリがあるのです。

実はポリオキシエチレンラウリルエーテル硫酸ナトリウムは、合成界面活性剤のAES（アルキルエーテル硫酸エステルナトリウム）の一種なのです。AESは、歯磨き剤に使われているAS（アルキル硫酸エステルナトリウム、ラウリル硫酸NaはASの一種）、洗濯用洗剤の主成分になっているLAS（直鎖アルキルベンゼンスルホン酸ナトリウム）と並ぶ、代表的な合成界面活性剤です。実は市販の台所用洗剤には、AESが主成分として使われています。**つまり、ボディソープには、台所用洗剤と同じ合成界面活性剤が入っている**ということなのです。

皮膚が赤くなるというデータ

台所用洗剤を素手で使うと、肌がヒリヒリと痛んだり、乾燥したり、荒れたりします。ですから、ボディソープにそれと同じ合成界面活性剤が入っていると分かっていたら、おそらく買うのをためらう人が多いでしょう。そこで、別の名称である「ラウレス硫酸Na」を使って、そのことを隠しているのです。したがって、**多くの人は知らずに刺激性のある合成界面活性剤入りのボディソープを使っている**のです。

ラウレス硫酸Naの0・25％溶液をヒト29人の皮膚に、48時間貼付した実験では、6人がかすかに赤くなり、1人が明らかに赤くなり、1人には強い刺激反応があったというデータがあります。これは、旧・厚生省環境衛生局食品化学課編の『洗剤の毒性とその評価』（日本食品衛生協会刊）という専門書に載っているデータですが、同書では「AESは高濃度では刺激性を示し、その**しきい値（これ以下なら安全という**

数値）は1回の塗布で濃度5％以上、反復塗布では1％付近、1回閉鎖貼付では0・1％付近と推定できる」と結論づけています。つまり、AESの一種であるラウレス硫酸Naが配合されたボディソープを使うと、肌に刺激を感じる可能性が高いということなのです。

さらに、**ボディソープには、防腐剤の安息香酸Na、パラベン、酸化防止剤のBHT、EDTA‐2Na、EDTA‐3Na、着色料のタール色素など、刺激性のある化学物質が配合**されています。したがって、毎日使っていると、肌が刺激されたり、かゆくなったり、乾燥したり、発疹ができたりすることがあるのです。

無添加石けんを使おう

体を洗う際には、**昔ながらの固型石けんを使うことをおススメ**します。**ただし、無添加**のものでなければなりません。石けんでも、酸化防止剤や着色料などが入っていたのでは、ボディソープとそれほど変わらなくなってしまうからです。

私が使っているのは、シャボン玉石けんの「シャボン玉浴用」という無添加石けんです。パッケージには「純石けん分99%の無添加石けんです」と表示されています。つまり、**99%が脂肪酸ナトリウムで、金属封鎖剤や香料などは一切使われていない**ということです。そのため、刺激性はほとんどなく、泡立ちもよいため、気持ちよく洗えて、また、お湯で流すだけで石けん成分がきれいに落ちます。洗った後がさっぱりしていて、ボディソープで洗った時のようなぬめり感がありません。また、肌荒れを起こすこともありません。

このほか、牛乳石鹸共進社の「無添加 せっけん」、ミヨシ石鹸「無添加 白いせっけん」などがあります。どちらも、成分は石けん素地、すなわち脂肪酸ナトリウムのみです。値段は、いずれも3個で400円前後とお手頃価格です。

第4章

死因第1位のがんを予防する

秘訣 13

がんを予防するにはがんの原因を知って、その原因を排除するように心がける

3人に1人ががんで死亡

日本でがんによって死亡する人は、3人に1人と、死亡原因のトップです。また、**2014年の国立がん研究センターの発表では、男性の60%、女性の45%ががんを発病しているといいます。**まさに2人に1人以上ががんになっているわけです。

昔に比べてがんは治る病気といわれるようになってきました。しかし、ひとたびが

んを発症すれば、様々な検査を受けなければならず、そして手術、抗がん剤、放射線といった辛い治療を受けなければなりません。しかも、**治療を受けたからといって、必ずしも生存できるという保証はない**のです。つまり、今でも**がんは人間とっての最大の脅威**なのです。

がんで死亡する人のうち、第1位は、男性の場合、肺がんによるもので、第2位が胃がん、第3位が大腸がん、第4位が肝がん、第5位がすい臓がん、第6位が前立腺がん、第7位が食道がん、第8位が胆のう・胆管がんの順になっています。また、女性の場合、第1位は大腸がんで、第2位が肺がん、第3位が胃がん、第4位がすい臓がん、第5位が乳がん、第6位が肝がん、第7位が胆のう・胆管がん、第8位が子宮がんの順になっています。

がんになったのでは、当然ながら元気に生きることはできません。また、寿命を縮めることにもなります。ですから、**元気で長生きするためには、がんにならないことが何より重要**です。しかし、**医師たちは予防法の研究には、あまり熱心でない**ようです。テレビや新聞などでは、がんの最新療法や新たな抗がん剤が次々に報じられていますが、がんの予防のニュースはほとんど流れないからです。では、がんはどうすれば予防することができるのでしょうか?

がんの原因は、放射線、ウイルス、化学物質

がんは、体の正常な細胞の遺伝子が破壊されたり、変形したりするなどして突然変異を起こし、その結果、細胞ががん化することで発生します。そして、細胞に突然変異を引き起こす**主な要因は、放射線、ウイルス、化学物質**であることが分かっています。

放射線ががんを起こすことは、広島や長崎で原爆によって被曝した人を調査することで明らかになっています。被曝した人の中から早い時期に白血病の患者が出ました。また、そのほかの人の場合も、高齢化してがん年齢になった時に被曝しなかった人よりも高い割合でがんになっていることが分かっています。体を透過した放射線によって、遺伝子が破壊されて突然変異を起こし、細胞ががん化すると考えられています。

次に**ウイルス**ですが、血液のがんの一種である成人T細胞白血病は、ウイルスが原

因であることが分かっています。このがんは、日本人に多いがんで、リンパ球の一つのT細胞ががん化して、全身の臓器に広がるというものです。

また、肝がんはB型肝炎ウイルスとC型肝炎ウイルスが原因とされています。これらのウイルスは、肝臓に炎症を引き起こし、それが慢性肝炎となり、そして、肝硬変となり、さらに肝がんになると考えられています。このほか、女性の子宮頸がんについては、ヒトパピローマウイルスが原因とされています。このがんは、膣と子宮をつなぐ頸部にできるがんで、子宮内部にできる子宮体がんとは区別されています。性行為によって、ウイルスに感染し、それが原因で頸部ががん化すると考えられています。

現代人は化学物質まみれ

最後に化学物質ですが、動物にがんを起こす化学物質は、ひじょうにたくさん知られています。ラットやマウス、ウサギなどに化学物質を投与して、がんが発生するかしないかを調べることで、発がん性がないかあるかを調べることができるからです。また、人間にがんを引き起こす化学物質も、少ないながら分かっています。

ところで、**がんの原因の中でも、この化学物質の影響がかなり大きい**と考えられます。なぜなら、**現代の私たちは、化学物質まみれの生活を送っている**からです。まずあげられるのは、**食品添加物**です。コンビニやスーパーには、**多種多様な加工食品**が売られていますが、これらのほとんどには食品添加物が使われていて、それらの中には発がん性やその疑いのあるものが数多くあります。したがって、**それらを摂取し続ければ、がんを発病する確率は確実に高まる**のです。

食品添加物のほかにも、**残留農薬、合成洗剤、抗菌剤、殺虫剤、香料、揮発性有機化合物（VOC）、トリハロメタン（水道水中の有機物と消毒用塩素が反応してできる）、排気ガス**など、まさしく私たちは化学物質が充満した中で生活し、毎日それらを体内に取り込んでいるのです。それらが、各臓器の細胞の遺伝子に悪影響をもたらし、その結果、がんが発生するとしても何ら不思議ではないのです。

したがって、**がんを予防するためには、遺伝子を突然変異させて細胞をがん化させる化学物質を摂取しないように心がける**ことが、とても重要なのです。

がんを防ぐ具体策

実は私たちの体はがんを防ぐための機能を持っています。細胞の遺伝子は、放射線や化学物質などの影響を受けて狂いが生じて突然変異を起こすことがありますが、遺伝子はそれを修復する働きを持っているのです。

たとえば、ＤＮＡの４つの塩基のうちの一つが、化学物質の影響で変化すると、それを切り取って除去したのち、空いたところに改めて正常な塩基を補充して、ＤＮＡを正常にすることができるのです。つまり、遺伝子に狂いが生じた場合でも、常に正しい構造に修復されているのです。これを**「ＤＮＡの修復」**といいます。

ところが、突然変異を起こす要因が多すぎると、修復が間に合わなくなってしまい、異常な細胞が生まれてがん細胞になると考えられます。ただし、これだけではがんは発生しません。体の免疫ががん細胞を破壊しているからです。

免疫は、ウイルスや細菌などの「外敵」を攻撃して、体を守るシステムですが、それは、がん細胞にも作用するとされています。ですから、放射線やウイルス、化学物質などの影響でがん細胞が誕生しても、免疫が機能していれば、それを駆逐することができるわけです。

ところが、**遺伝子に害作用をもたらす要因があまりにも多すぎると、**どうなるでしょうか？　**遺伝子の修復が間に合わずにがん細胞が発生し、**さらに、**がん細胞があまりにも多く発生しすぎて、免疫が破壊できない**となると、当然ながら**がん細胞が残ってしまう**ことになります。そして、それが増殖して、ついにがんが発生すると考えられています。

したがって、**がんを防ぐためには、遺伝子を突然変異させる要因をできるだけ減らす**ことがひじょうに重要になるのです。その具体的な方法が、**発がん性のある化学物質の摂取を減らす**ことなのです。

この章では、それについて、具体的に説明していきたいと思います。これらを知って、日々の生活の中で実行することによって、がんになる確率を確実に減らすことができると考えられます。

秘訣 14

男性患者数1位の胃がんのリスクを高める要因を知って、リスクを低減させる

男性は胃がん患者がトップ

日本人の死亡原因トップのがんですが、もっとも多いのは男性が肺がん死で、2番目が胃がん死、女性は、大腸がん死、肺がん死、胃がん死の順です。ただし、国立がん研究センターのがん統計予測（2014年）によると、男性の場合、胃がん患者はがん全体の18%と、肺がん患者18%と並んで第一位です。つまり、がんの発症者は、

胃がんと肺がんが同率で一番多いということです。また、女性の場合、乳房がん患者23％、大腸がん患者15％、胃がん患者11％、肺がん患者10％となっています。肺がんは胃がんに比べて治りにくいため、死亡者が多くなっているようです。

ところで、胃がんに関してとても興味深いデータがあります。それは、国立がん研究センター「がん予防・検診研究センター」の津金昌一郎センター長らが行なった疫学調査です。同センター長らは、40～59歳の男性約2万人について、約10年間追跡調査を行ないました。その結果、**食塩摂取量の多い男性ほど胃がんの発生リスクが高いことが分かり、とくにたらこや明太子、いくらなどの塩蔵魚卵を頻繁に食べている人ほど発生リスクが高かったのです。**

塩蔵魚卵が胃がんを起こす!?

この調査では、塩蔵魚卵を「ほとんど食べない」「週1～2回」「週3～4日」「ほとんど毎日」のグループに分類しました。そして、それぞれのグループの胃がん発生率を調べたのです。その結果、「ほとんど食べない」人の胃がん発生率を1とすると、

「週1～2日」が1・58倍、「週3～4日」が2・18倍、そして「ほとんど毎日」は2・44倍にも達していたのです。つまり、塩蔵魚卵をたくさん食べている人ほど発生率が高くなるという、比例関係になっていたのです。つまり、塩蔵魚卵が胃がんの発生率を高めているということは、ほぼ間違いないということなのです。

その理由について、津金センター長は「**塩分濃度の高い食品は粘液を溶かしてしまい、胃粘膜が強力な酸である胃液によるダメージをもろに受けます**。その結果、胃の**炎症が進み、ダメージを受けた胃の細胞は分裂しながら再生します。そこに、食べ物などと一緒に入ってきた発がん物質が作用して、がん化しやすい環境を作るのではないかと推測されています**」（津金昌一郎著『がんになる人　ならない人』講談社刊）と分析しています。

添加物が発がん性物質に変化

つまり、**食塩を多くとることで胃の粘膜が荒れてしまいます**。しかし、粘膜は再生されますから、これでがんが発生するわけではありません。ところが、再生する際、すなわち**胃粘膜の細胞が分裂する際に、何らかの発がん物質が作用することによって、がんができやすくなる**ということなのです。

その「**発がん物質**」とは何か? そこで注目されるのが、**たらこ・明太子、いくらなどに発色剤として使われている亜硝酸Na**なのです。なぜなら、それが**ニトロソアミン類という強い発がん性物質に変化**するからです。

明太子の原料となるたらこ、あるいはいくらには、筋肉色素のミオグロビンなどの赤い色素がふくまれています。ところが、それは時間がたつと酸化して黒ずんでいきます。すると、「おいしくなさそう」に見えてしまいます。そこで、亜硝酸Naが添加されるのです。亜硝酸Naはミオグロビンと反応して、ニトロソミオグロビンになります。これは**鮮やかなピンク色なので、きれいな明太子であり続ける**わけです。

しかし、亜硝酸Naは反応性が高いため、たらこやいくらに含まれるアミンという物質とも反応してしまいます。アミンは窒素をふくむ物質で、植物や動物の体内に含まれています。ちなみに、アドレナリンやノルアドレナリンなどのホルモン、アレルギー物質として知られるヒスタミンなどはアミンの一種です。

アミンには、化学構造によって第1級アミン、第2級アミン、第3級アミンがあります。これらのうち、魚卵に多い第2級アミンと亜硝酸Naが反応すると、ニトロソアミン類という化学物質に変化するのですが、これには強い発がん性があるのです。

亜硝酸Na入りの魚卵製品は避けよう

ニトロソアミン類は10種類以上知られていて、いずれも動物実験で発がん性が認められています。とくに代表的な**N-ニトロソジメチルアミンの発がん性はひじょうに強く、わずか0・0001〜0・0005%をえさや飲料水に混ぜてラットにあたえた実験では、肝臓や腎臓にがんが認められています。**

ニトロソアミン類は、酸性条件下でできやすいことが分かっています。つまり、胃酸によって酸性になっている胃の中に、亜硝酸Naと第2級アミンが入ってくれば、ニトロソアミン類が発生しやすいのです。それが毎日続けば、胃の粘膜細胞の遺伝子が、ニトロソアミン類によって突然変異を起こす確率が高まります。その結果、塩蔵魚卵を毎日食べる人は、胃がんになる割合が高くなると考えられるのです。

したがって、**胃がんになる確率を減らすためには、塩分を多く含み、さらに発色剤の亜硝酸Naが添加された魚卵製品を避ける**ようにする必要があるのです。

秘訣15

遺伝子を突然変異させる可能性のある合成着色料のタール色素を摂取しないようにする

塩辛・練りうにが胃がんを増やす

前出の国立がん研究センター・津金昌一郎センター長らが行なった調査の中で、もう一つ興味深いデータがあります。それは、塩辛・練りうにと胃がんとの関係を調べたものです。塩辛・練りうにを「ほとんど食べない」「週1～2日」「週3～4日」「ほとんど毎日」食べるというグループに分類して、胃がんの発生率を調べたのです。

その結果、「ほとんど食べない」人の胃がん発生率を1とすると、「週1〜2日」が1・47倍、「週3〜4日」が1・75倍、「ほとんど毎日」が3・12倍と、これまた比例関係になっていたのです。理由は、前のたらこや明太子などの塩蔵魚卵と同じと考えられます。つまり、**多量の塩分によって胃の粘膜が荒れてしまい、それを修復するために細胞が再生する際に、発がん性物質が作用したため**と考えられます。

では、この場合の「発がん性物質」とは何でしょうか？　塩辛や練りうにには、発色剤の亜硝酸Naは使われていません。その代わりに、**練りうにには着色のためのタール色素が使われている**のです。これは、**石油製品から作られる合成着色料**で、日本では、赤色2号、赤色3号、赤色40号、赤色102号、赤色104号、赤色105号、赤色106号、黄色4号、黄色5号、緑色3号、青色1号、青色2号など全部で12品目が認可（指定）され、使用されています。このうち、練りうによく使われているのは、黄色4号、黄色5号、赤色102号、赤色106号などです。

タール色素は発がん性が疑われている

これらの**タール色素は**、**自然界に存在しない化学合成物質**で、人間が人工的に作り出したものです。そのため、**人間の体内で代謝されずに**、**血液とともに体の中をグルグル回って**、**細胞に悪影響を及ぼす可能性**があります。

また、いずれも動物実験やその化学構造から、発がん性の疑いが持たれているのです。とくに赤色2号については、アメリカで行なわれた動物実験の結果、「発がん性の疑いが強い」ということで、同国では使用が禁止されているものなのです。

練りうにを食べるということは、これらのタール色素を一緒に摂取するということなのです。それが毎日続けば、当然ながら胃の粘膜細胞にそれらが作用し、その結果、遺伝子が突然変異を起こし、細胞ががん化する確率は高まることになります。その結果として、前のような調査結果になったと考えられるのです。

さらに、赤色系のタール色素は、たらこや明太子にも使われています。したがって、それらの塩蔵魚卵を食べた場合にも、タール色素が一緒に摂取され、胃の粘膜細胞に影響を及ぼすと考えられます。つまり、**たらこや明太子を食べた場合**、**ニトロソアミ**

ン類とタール色素のダブルパンチを食らうことになるわけです。その結果、前述のように胃がん発生率が高まったと考えられるのです。

タール色素はできるだけ避けよう

タール色素は**練りうにやたらこ**などのほか、**菓子パン、チョコレート、あめ、ビーンズ、つまみ、紅しょうが、福神漬、清涼飲料水など多くの食品の着色に使われています。**この色素の特徴はいつまでたっても分解されず、色落ちしないことです。**自然界にまったく存在しない化学合成物質であるため、微生物や紫外線などによって分解されることがない**からです。

食品の原料は、すべて自然界からとれたものです。土壌中の成分、水、そして太陽のエネルギーによって、炭水化物、たんぱく質、脂肪などのさまざまな栄養分を作り出され、それを食品として人間が摂取することによって、人間の体が作られ、維持されているのです。

ところが、タール色素のように自然界に存在しない化学合成物質は、栄養になるこ

郵便はがき

料金受取人払郵便

赤坂局承認

6214

差出有効期間
平成27年6月
30日まで
(切手不要)

107-8790

116

(受取人)
東京都港区赤坂6-2-14
レオ赤坂ビル4F

青志社編集部 行

http://www.seishisha.co.jp
customerservice@seishisha.co.jp

本書をお買いあげ頂き、誠にありがとうございました。お手数ですが、今後の出版の参考のため各項目にご記入のうえ、弊社までご返送ください。(できるだけメールアドレスはご記入ください)

●本の題名(必ずお書き下さい)

●お買上げの店名

●お名前　　●男・女(　　)歳

お誕生日　　年　月　日

●ご住所　〒

●TEL　　●FAX

●パソコンのE-mail アドレス

●携帯電話のメールアドレス

●ご職業

1. 学生　2. 会社員　3. 自由業　4. 教員　5. マスコミ　6. 自営業
7. 公務員　8. 主婦　9. フリーター　10. その他 (　　　　)

●本書の項目について□内に10点満点でご採点ください。

書名	装丁	目立ち具合	読みやすさ

やわらかさ	役立ち度	内容への共感

●この本をどのような形でお知りになられましたか？

1．ネットで見て（サイト名など教えてください：　　　　　　　　　　　　　）
2．書店で見て　3．当社ＨＰ　4．広告を見て（媒体名：　　　　　　　　　　）
5．知人の紹介　6．書評を見て（媒体名：　　　　　　　　　　　）

●なぜ、この本が必要、欲しいと思ったか、理由を教えてください。

1．本書の分野に強い興味、関心がある　2．タイトル、帯を見て
3．何となく面白そう　4．知人に勧められて　5．デザインがよかったから
6．書評・紹介記事で読んで　7．広告を見て　8．その他（　　　　　　　　　）

●次の項目であてはまるものに○をつけてください。

・書名について
1．大げさ　2．ユニーク　3．普通　4．印象薄い　5．その他（　　　　　　　）
・装丁について
1．素晴らしい　2．自分好み　3．つまらない　4．レジで買いづらい
5．その他（　　　　　　　　　　　　　　）
・装丁は女性、男性どちら向きだと思いますか？
1．女性向き　2．男性向き　3．両方　4．その他（　　　　　　　　　　）
・価格についてどう思いますか？
1．高い　2．妥当　3．安い　4．その他（　　　　　　　　）

●当社書籍情報をE-mailでご案内してもよろしいですか。

1．はい　2．いいえ

●本書をお読みになった感想をぜひお聞かせください。

貴重なメッセージをありがとうございます。

お寄せいただいたハガキより、毎月抽選で50名様に当社ロングセラー「インド式計算練習帳」をお送りします。（発表は発送をもって代えさせていただきます）

●ご記入いただいたご意見・ご感想を他の媒体や広告で紹介させていただいてもよろしいですか。（お名前は掲載しません）

□はい　□いいえ

※個人情報は小社のＰＲや営業活動、サービス情報提供に限って使用させていただきます。

ご協力ありがとうございました。

とはなく、分解もされずに異物となって体中をめぐり、各臓器や組織の細胞、さらに細胞の遺伝子にダメージをあたえる可能性があるのです。ですから、**本来なら食品に混ぜるべきものではない**のです。

したがって、**タール色素が含まれている食品はできるだけ食べない**ようにしたほうがよいのです。そして、そのことによって、**発がんの確率を減らすことができる**と考えられます。

秘訣 16

カップめんは胃を荒らし、がんを引き起こす可能性を高めるので、食べ続けるのは止めよう

胃の粘膜が刺激される

一人暮らしの場合、家で料理を作るというのはなかなか面倒なので、カップめんを買ってきて食べているという人も少なくないと思います。しかし、**カップめんを食べ続けるのは止めたほうがいい**でしょう。栄養が偏ってしまいますし、また、**塩分を多く摂取する**ことになります。さらに、**がんになる確率を高める可能性もある**からです。

コンビニやスーパーには、様々なカップラーメンが山のように並べられていますが、いずれも調味料（アミノ酸等）やかんすい、酸味料、増粘多糖類など10種類以上の添加物が使われています。しかも、ナトリウム（塩分）が2〜3g程度含まれています。これは、食塩に換算すると、5〜8g程度にもなります。

また、「油揚げめん」の製品がとても多い状況です。つまり、めんを油で揚げてあるということですが、**油は加熱されると、酸化しやすくなります。その結果、脂肪が酸化してできた過酸化脂質が含まれる**ことになります。**過酸化脂質は有害**であり、その量が多いと下痢を引き起こします。また、胃や腸の粘膜を刺激します。

カラメル色素に含まれる発がん性物質

カップラーメンを食べるということは、これらが一度に胃の中に入ってくるということですから、当然ながら胃の粘膜はそれらの影響を受けることになります。**食塩は人間が生命を維持するうえで不可欠**なものですが、**多く摂りすぎると、胃の粘膜を守っている粘液を溶かしてしまい、粘膜が荒れてしまいます**。さらに、**添加物や過酸**

化脂質の影響も加わるので、いっそう荒れてしまうことになります。

そうなると、胃の細胞は分裂しながら再生して、修復しようとします。この際、たらこや明太子、練りうになどと同様に**発がん性物質が作用すれば、細胞は突然変異を起こして、がん化する可能性が高まる**ことになるのです。そして、実はカップめんの添加物の中には、発がん性物質が含まれている可能性が高いのです。

カップめんは、ラーメンにしろ、うどんにしろ、そばにしろ、圧倒的に「しょう油味」が多く、それらには「**カラメル色素**」が使われています。カラメル色素には、カラメルⅠ、カラメルⅡ、カラメルⅢ、カラメルⅣの四種類がありますが、カラメルⅢとⅣには、4-メチルイミダゾールという物質が含まれています。ところが、アメリカで行なわれた動物実験によって、4-メチルイミダゾールには発がん性があることが分かったのです。

容器からも発がん性物質が

困ったことにカップめんの原材料名欄には、「カラメル色素」という表示しかありません。ですから、カラメルⅠ～Ⅳのどれが使われているのか分からないのですが、一般的にⅢとⅣが使われることが多いので、そうなると、**発がん性のある4-メチルイミダゾールを一緒に摂取してしまう**ことになります。ですから、毎日カップめんを食べ続けると、がんが発生する確率が高まると考えられるのです。

さらに、**容器にも問題**があります。**発泡スチロール**でできた容器の場合、**熱いお湯を入れると、発がん性のあるスチレンが微量ながら溶け出す**からです。

なお、袋入り即席めんも、状況は似ています。添加物と塩分が多く、またしょうゆ味が多いため、カラメル色素が使われているからです。ですから、しょう油味の製品を毎日食べていると、同様にがんになる確率が高くなると考えられます。

どうしても袋入り即席めんが食べたい場合は、ノンフライの塩味を選んで下さい。これにはカラメル色素は使われていません。

秘訣 17

コーラを着色しているカラメル色素には発がん性物質が入っているので、飲むのは止めよう

コーラの色はカラメル色素の色

日本で市販されているコーラは、「コカ・コーラ」と「ペプシコーラ」が代表的ですが、さらに、2012年4月から「キリン メッツコーラ」が売り出されました。これは、「脂肪の吸収を抑える」というトクホ(特定保健用食品)です。

どの製品も独特の褐色をしており、似たような独特の香りがします。この褐色は、

いずれもカラメル色素によるものです。したがって、**コーラを飲むということは、大量のカラメル色素を摂取するようなもの**なのです。

カラメル色素については、前述のようにカラメルⅠ、Ⅱ、Ⅲ、Ⅳがあって、ⅢとⅣには、原料としてアンモニウム化合物が使われているため、それが熱処理によって変化して、4-メチルイミダゾールができてしまうのです。4-メチルイミダゾールについては、アメリカで行なわれた動物実験で発がん性のあることが認められました。

そのため、アメリカでは、コーラに含まれるカラメル色素が問題になりました。というのも、コーラに使われているのは、カラメルⅢまたはⅣであり、4-メチルイミダゾールが確実に含まれていたからです。

日本のコーラには発がん性物質が含まれる

環境汚染に厳しい姿勢を取ってるカリフォルニア州では、4-メチルイミダゾールの1日の摂取量を29μg（μは100万分の1）と定めています。ところが、コーラ1缶（約355㎖）には、その3倍を超える100μg以上が含まれていたため、その基準をオーバーしていました。そこで、米コカ・コーラと米ペプシコーラは、製法を変えることで含有量を減らしたコーラを新たに発売したのです。

では、日本はどうでしょうか？［コカ・コーラ］や［ペプシコーラ］の製造法は、基本的には各国とも同じで、日本の製品もカラメルⅢまたはⅣが使われています。したがって、4‐メチルイミダゾールが含まれているのです。しかも、**日本の製品は従来の製法を変えていないので、カリフォルニア州の基準を超える4‐メチルイミダゾールが含まれている**のです。なお、キリンビバレッジのホームページによると、［キリン メッツコーラ］については、カリフォルニア州の基準値以下になるように製造法を変えたとのことです。

ゼロカロリーはさらに危険

さらに、最近のコーラには、もう一つ問題があります。それは、低カロリーやゼロカロリーをうたった製品が出回っていて、それらには、**合成甘味料のアスパルテーム**が使われているという点です。アスパルテームについては、**人間に脳腫瘍を起こす可**

能性が指摘されていて、また、**動物実験では、白血病やリンパ腫を起こす**ことが分かっています。

さらに、これらの製品には、安全性の不確かな**合成甘味料のアセスルファムＫ（カリウム）とスクラロース**も使われています。アセスルファムＫについては、イヌを使った実験で、**肝臓に対するダメージと免疫力を低下させる**ことが示唆されています。また、スクラロースは有機塩素化合物の一種であり、ラットを使った実験で、免疫力を低下させることが示唆されています。

したがって、これらのコーラを飲むということは、４‐メチルイミダゾールとアスパルテーム、さらにアセスルファムＫやスクラロースを一緒に摂取するということなのです。それを**毎日続けていたら、おそらくがんが発生する確率は、飲まない人に比べて、高くなることは間違いない**でしょう。

秘訣 18

輸入のレモン、オレンジ、グレープフルーツには発がん性や催奇形性のある防カビ剤が使われているので、食べないほうがよい

防カビ剤の危険性

市販のグレープフルーツ、レモン、オレンジは主にアメリカや南アフリカから輸入されたものです。最近ではイスラエルから輸入されたスウィーティ（グレープフルーツとブンタンを掛け合わせたもの）も輸入されています。

これらの産地は、日本からは遠く離れています。したがって、それらの実が船で運

ばれてきた場合、日本に着くまでに数週間かかります。その間に、腐ったり、カビが生えたりということが起こります。それを防ぐために使われているのが、防カビ剤のOPP（オルトフェニルフェノール）やOPP-Na、TBZ（チアベンダゾール）などです。しかし、OPPには発がん性が認められているのです。

OPPが食品添加物としての使用を認可されたのは、1977年のことです。その後、東京都立衛生研究所（現・東京健康安全研究センター）が、動物を使って、OPPの毒性を調べる実験を行ないました。その結果、**OPPを1・25％含むえさをラットに91週間食べさせたところ、83％という高い割合で膀胱がんが発生**したのです。さらに、**OPP-Naについても、0・5〜4％の濃度でえさに混ぜて、ラットに投与したところ、膀胱や腎臓に95％という高率でがんが発生**しました。つまり、OPPとOPP-Naに発がん性が認められたのです。

国は発がん性データを受け入れず

ところが、当時の厚生省は、その実験結果を受け入れようとはしませんでした。

「国の研究機関で追試を行なう」と言って、棚上げにしてしまったのです。そして、追試を行なった結果、がんの発生は認められなかったとして、結局、OPPとOPP-Naの使用を禁止しませんでした。そのため、OPPとOPP-Naはいまでもグレープフルーツやレモン、オレンジなどに使われているのです。

この時、日本政府は、国民の健康よりも、アメリカ政府との関係を良好に保つことのほうを選択したのでしょう。もし、前の実験結果を受け入れて、OPPとOPP-Naを使用禁止にすれば、アメリカ側はかんきつ類を日本に輸出することが困難になり、貿易摩擦が生じ、アメリカ政府との関係が悪化するのは火を見るより明らかでした。それを日本政府は避けたかったのでしょう。しかし、その結果、私たち日本人がOPPとOPP-Naの脅威にさらされることになったのです。

がんや先天性障害が高まる可能性

一方、TBZは1987年に使用が認可されましたが、東京都立衛生研究所が、マウスに対して体重1kg当たり0・7～2・4gを毎日経口投与したところ、お腹の子

どもに外表奇形と骨格異常（口蓋裂、脊椎癒着）が認められました。また、妊娠ラットに対して体重1kg当たり1gを一回だけ経口投与した実験でも、お腹の子どもに手足と尾の奇形が認められました。つまり、**TBZには催奇形性があることが分かった**のです。

しかし、厚生省はこの実験結果も受け入れようとはしませんでした。そのため、今もTBZが輸入のかんきつ類に使用されているのです。

東京都は、毎年輸入かんきつ類を検査していますが、OPPは果実全体からppm（100万分の1を表わす濃度の単位）レベルで検出されています。TBZも同様です。つまり、**これらを食べ続けていると、がんが発生したり、先天性障害児が生まれる確率が高まる**と考えられるのです。したがって、食べないようにしたほうがよいでしょう。

秘訣19

市販のハムやウインナーには発がん性物質に変化する発色剤が使われているので、できるだけ食べるのをやめよう

ハムやウインナーにも亜硝酸Naが添加されている

前にたらこや明太子などに使われている発色剤の亜硝酸Naが、ニトロソアミン類という発がん性物質に変化し、それが胃がんの発生率を高めている可能性を指摘しましたが、ほかにも亜硝酸Naが添加された食品があります。ハム、ウインナーソーセージ、サラミ、ビーフジャーキーなどの食肉製品です。

これらは、豚肉または牛肉を原料として作られていますが、それらの原料には血液色素のヘモグロビンや筋肉色素のミオグロビンが含まれています。そのため、赤っぽい肉色をしているのです。ところが、二つの色素はしだいに空気中の酸素と結合（酸化）して、黒く変色していきます。ですから、牛肉や豚肉を冷蔵庫に入れておくと、黒ずんでしまうのです。

したがって、豚肉や牛肉から作られている**ハムやウインナー**なども時間の経過とともに黒ずんでいくはずなのですが、実際にはそうではありません。**いつまでたっても、美しいピンク色**をしています。なぜなら、**発色剤の亜硝酸Naが添加されている**からです。亜硝酸Naは反応性が高いため、ヘモグロビンやミオグロビンと反応して、安定したピンク色の色素に変化します。そのため、いつまでたっても黒ずむことがないのです。

発がん性物質ができている可能性も

亜硝酸Naが添加されたハムは、常温で長期間放置しておいても、腐ることがありま

せん。亜硝酸Naには細菌の増殖を抑える力があるからです。しかし、これは両刃の剣なのです。つまり、**細菌ばかりでなく、人間や動物の細胞にも作用して、害をおよぼす可能性**があるのです。亜硝酸Naによる中毒例をもとに算出された人間の致死量は、0・18〜2・5gです。ちなみに、猛毒として知られる青酸カリ（シアン化カリウム）の致死量は0・15gです。このことからも、亜硝酸Naがいかに毒性の強いものであるかが分かると思います。

さらに、たらこやいくらと同様にハムやウインナーには、発がん性のあるニトロソアミン類ができていることがあります。豚肉や牛肉にも第2級アミンが含まれているため、それと反応するからです。実際に食肉製品からは、しばしばニトロソアミン類が検出されているといいます（泉邦彦著『発がん物質事典』合同出版刊）。

また、**ニトロソアミン類は、酸性条件下でできやすいので、胃の中でも発生している可能性**があります。これまでの動物実験では、亜硝酸塩（亜硝酸Naは、亜硝酸塩の一つ）とアミンを一緒に投与すると、胃の中でニトロソアミン類が発生し、がんができることがわかっています。したがって、**亜硝酸Naが添加されたハムやウインナーな**

どは、食べないようにしたほうがよいのです。

亜硝酸Naを使っていないハムもある

なお、市販のハム、ウインナーソーセージには、少ないながら、亜硝酸Naを使っていない製品もあります。一つは、信州ハム（長野県上田市）のグリーンマークシリーズのハムやウインナー、ベーコンです。

同社の「グリーンマーク　無塩せき　ロース」の原材料名は、「豚ロース肉、乳たん白、糖類（粉末水あめ、砂糖）、食塩、たん白加水分解物、酵母エキス、香辛料、卵殻カルシウム、香辛料抽出物」であり、亜硝酸Naは使われていません。

添加物は、卵殻カルシウムと香辛料抽出物のみです。卵殻カルシウムは、卵の殻から抽出されたカルシウム成分で、安全性に問題はありません。香辛料抽出物は、食品として使われている香辛料から抽出された成分なので、これも問題ありません。

秘訣20

市販の野菜や果物には3～6割の割合で農薬が残留しているので、水でよく洗って除去する

農産物には農薬が使われている

現在、一般に国内の畑で栽培されている野菜には、殺菌剤、殺虫剤、除草剤などの農薬が使われています。果物についても同様で、野菜以上にたくさん散布されています。果物は害虫や病気に弱いからです。

また、海外でも野菜や果物などの栽培には農薬が使われています。さらに、**収穫後**

に農薬が使われることがあり、これをポストハーベストといいます。ポストハーベストは、倉庫に穀物や果物などを保管する際、あるいは船で長期間運ぶ際に、それらが腐ったり、カビが生えたりしないようにするために行なわれています。とくにアメリカやオーストラリアなど、遠い国から船で日本に何日間もかけて運ばれてくる場合、ポストハーベストが欠かせないものになっています。

ポストハーベストは、穀物や果物などに農薬が残留しやすいという問題があります。栽培中に農薬を使った場合、雨や風などによって除去されたり、分解したりするなどして、収穫までに農薬はかなり減ります。ところが、**収穫後に倉庫や船倉などで農薬が使われた場合、そのまま果物や穀物に残留する可能性が高い**のです。したがって、輸入作物の場合、国内産の作物に比べて、農薬が残留する可能性が高いことになります。

農薬は毒、発がん性のあるものも多い

農薬は基本的にはほとんどが毒性物質です。動物実験で発がん性が認められたもの

もとても多いのです。したがって、できるだけ摂取したくないと思っている人がほとんどでしょう。**微量とはいえ農薬が残留している野菜や果物を毎日食べ続けると**いうことは、**がんなどの障害をもたらす危険性**があります。

しかし、**残留農薬は食品添加物と違って表示がありません**。つまり、添加物は使われているものが原材料名として表示されていますが、農薬については何も表示されていないのです。最近では、インターネットや携帯電話を利用して、野菜や果物などの生産状況を知ることができるようになっていて、農薬の使用についてもわかるようになっていますが、そうした例はまだ一部であり、ほとんどは農薬の使用状況はわかりません。

さらに、野菜や果物などに農薬が残留しているのか、いないのかもわかりません。もし、知ろうとすれば、食品分析機関で調べてもらわなければなりません。しかし、これは現実的にはなかなか困難です。したがって、**私たち消費者は農薬が残留しているのかどうか、知ることができない状況にある**です。

市販の農産物の3〜6割に農薬が残留

市販の野菜や果物には、どんな農薬がどの程度残留しているのでしょうか？　おおよそですが、実はそれを知る方法があるのです。それは、自治体、とくに東京都が行なっている農薬の検査状況をみることです。

東京都健康安全研究センターでは、毎年、野菜や果物、米、魚介類、食肉、乳、加工食品について、**残留農薬の実態調査**を行なっています。では、最新のデータを見てみましょう。

２０１２年4月から２０１３年3月にかけて東京都内に流通していた**輸入農産物の野菜、きのこ、穀類・豆類**について、45種１６７作物を対象に残留農薬を検査しました。その結果、20種52作物から殺虫剤と殺菌剤合わせて41種類の農薬が、痕跡（０．０１ｐｐｍ未満）〜０・４８ｐｐｍ検出されました。**検出率は31％**でした。

同センターでは、**輸入農産物の果物類**についても、同じ期間に都内で流通していたもの21種１２１作物について検査を行なっています。その結果、20種69作物から殺虫剤、殺菌剤、除草剤など51種類の農薬が、痕跡（０・０１ｐｐｍ未満）〜２・４ｐｐｍ

検出されました。**検出率は57・0％**でした。

また、同センターでは、同じ期間に都内で流通していた**国内産の野菜および果実30種43作物**についても、検査を行ないました。その結果、15種21作物から29種類の農薬が痕跡（0・01ppm未満）～0・39ppm検出されました。**検出率は49％**でした。

発がん性農薬は、残留基準以下でも問題

東京都健康安全センターの調査から、市販の農産物には3～6割程度の割合で農薬が残留していることが分かります。ただし、**農薬の残留基準を超えたケースはほとんどありません**でした。残留基準は、各農薬のADI（一日摂取許容量）を超えないように設定された値で、この基準を超えなければ、一生毎日食べ続けても害が現れないとされている数値です。

しかし、残留基準を超えなければ安全かというと、必ずしもそうとはいえません。とくに発がん性のある農薬の場合、問題が発生してきます。なぜなら、**発がん性物質については、しきい値が存在しない**からです。

というのも、**放射線と同様に、細胞の遺伝子に影響して突然変異を起こすため、どんなにわずかでもその影響が出る可能性がある**からです。ですから、発がん性物質の場合、どんなに微量でも危険性があるのです。

したがって、ごくごく微量とはいえ、発がん性のある農薬を摂取し続ければ、細胞ががん化する危険性はあるのです。

残留農薬を除去する方法

では、どうすればよいのでしょうか？　いまのところ私たちにできることは、農産物に残留している農薬をできるだけ除去するということ以外に方法はないように思います。**市販の野菜や果物には3〜6割の割合で農薬が微量残留していると想定して、それをできるだけ除去する**ということです。「そんな方法があるの？」と疑問をもたれる方もいると思いますが、それがあるのです。一言でいうと、**水やお湯でよく洗う**ということです。

表を見てください。これは、財団法人・農薬残留研究所が行なった実験データをまとめたものです。左端が農薬名で、次がそれを散布した野菜や果物、そして洗い方によっての洗浄率（農薬の除去率）が示されています。この実験で使われたのは、全部で五種類の農薬（TPN、NAC、ダイアジノン、スミチオン、ケルセン）です。

実験では、これらの農薬が、ホウレンソウ、ハクサイ、イチゴ、リンゴ、ブドウに対して、実際の散布と同じ条件で散布されました。そして、水洗いと洗剤洗いが行なわれて、除去率が調べられたのです。洗い方は、10リットルの水、または洗剤を溶かした水に、金網かごに入れた試験作物をそれぞれひたし、2分間または5分間金網か

水、洗剤による農薬の洗浄率（除去率）

農薬名	作物	洗浄方法			
		水洗い2分	水洗い5分	洗剤洗い2分	洗剤洗い5分
TPN	ホウレンソウ	98%	98%	99%	
	イチゴ	90%	95%	97%	
NAC	ハクサイ	80%	89%	94%	93%
ダイアジノン	ホウレンソウ	55%	61%	38%	
	リンゴ	4%	66%	29%	31%
	ブドウ	洗浄後も残留量がほとんど変わらなかった			
スミチオン	ハクサイ	18%			15%
ケルセン	ブドウ	2%	24%	42%	54%
	イチゴ	12%	26%	2%	

出典：科学技術庁発行「合成洗剤に関する研究成果報告書」

ごを前後左右にゆすってふり洗いします。それから金網ごと水にひたして、流水で1分間ゆすり洗いするというものです。一般家庭で洗う場合よりも、洗う時間は長めという感じです。

90%以上除去できるケースも

結果は表の通りです。上から順に見ていきましょう。まず**TPN（殺菌剤）**ですが、ホウレンソウ、イチゴとも除去率はいずれも90%以上とよく落ちています。興味深いのは、**ホウレンソウの水洗いの場合、2分でも5分でも除去率は98%と変わりなく、**かなり高いことです。また、**洗剤洗いでも水洗いでもほとんど変わらない**ということです。

次に**NAC（殺虫剤）**。**ハクサイ**のみですが、TPNほどではありませんが、よく落ちています。この二つの農薬の場合、**水洗いでかなり除去できる**ことがわかります。

しかし、ダイアジノン（殺虫剤）、スミチオン（殺虫剤）、ケルセン（殺虫剤）はいずれも落ちがあまりよくありません。なお、ハクサイのスミチオン、イチゴのケルセンのように、洗剤洗いよりも水洗いのほうがよく落ちているケースもあります。

この実験でわかることは、**TPNやNACのように水洗いによって、ほとんど除去できる農薬がある**ということです。したがって、よく水洗いをすることが重要なのです。一般に**化学物質は水よりもお湯のほうが溶けやすい**ので、**湯沸かし器のお湯を使って洗うと、いっそう農薬を落とすことができる**と考えられます。

秘訣 21

農薬が残留した野菜や果物を食べたくない人は、有機農産物を利用しよう

農薬の心配のない農産物はあるか

読者の中には、「農薬を使った野菜や果物は食べたくない」という人もいると思います。農薬を使って野菜や果物を栽培している限り、微量とはいえ農薬が残留してしまう可能性は否定できないからです。農薬が微量残っている野菜や果物を食べても、

すぐに体に障害が現れることはないとは思いますが、発がん性物質の場合、「しきい値」は存在しないので、どんなに微量でも細胞を突然変異させる可能性があります。ですから、できれば残留農薬の心配のまったくないものを食べたいという気持ちもわかります。その方法として考えられるのは、有機農産物を購入するということです。

有機の野菜や果物については、過去に不正が横行していたことがありました。有機野菜は高く売れるということで、ふつうの野菜を「有機」と称して販売されることが多く、市場が混乱していたのです。そこで、農林水産省は1999年にJAS法を改正して、有機栽培で育てたものであることを認証団体が認めたものしか、「有機」という表示ができないことにしました。したがって、**現在「有機」と表示されている食品は、だいたいは信用できる**といっていいでしょう。

有機農産物の基準

有機の野菜や果物は、次の基準を満たしていなければなりません。

◎堆肥などによる土作りを行ない、種まきや植え付けをする以前の2年間以上、そして栽培期間中に原則として化学肥料と農薬は使用しない。ただし、多年生作物（果物を収穫する樹木などがあてはまる）の場合は、同じく3年以上とする。

◎遺伝子組み換え作物の種子や苗は使用してはならない。

以上ですが、これらの基準を満たすことが認証団体によって立証されれば、「有機」ということで、**有機 JASマーク**を付けて販売することができるのです。

有機農産物ときちんと認証されたものであれば、農薬や化学肥料の成分が作物に残留することはまずないと考えられます。

スーパーによっては、有機の野菜や果物を売っているところがありますし、また、有機のコーナーを設置しているスーパーもあります。このほか、生協でも有機農産物を扱っています。ただし、値段は通常の野菜や果物よりも、割高になっています。

有機加工食品の基準

スーパーなどには、有機の加工食品も売られています。主なものとして、しょうゆ、ジュース、緑茶、ケチャップ、ビールなどがあります。加工食品に対する有機の基準は次のようなものです。

◎化学的に合成された食品添加物や薬剤の使用は極力避ける。

◎原材料は、水と食塩を除いて、95%以上が有機農産物、有機畜産物、有機加工食品であること。

◎薬剤より汚染されないよう管理された工場で製造を行なう。

◎遺伝子組み換え技術を使用しない。

これらの条件を満たした加工食品は、「有機」という表示ができることになっています。

有機の加工食品の場合、農薬が残留するケースはほとんどないと思いますが、まったくないとはいえないかもしれません。以前、スーパーで購入した有機の緑茶で変な味を覚えたことがあり、「怪しい」と思って捨てたことがありました。何らかの農薬が残留していた可能性があると考えられます。

秘訣22

福島第一原発から出た放射性物質は、日常の食べ物にはほとんど含まれていないので、それほど心配する必要はない

気になる食べ物の放射能汚染

「食品に含まれる放射能の影響が気がかり」という人は少なくないと思います。

2011年3月の東日本大震災にともなう福島第一原子力発電所の爆発事故によって、大量の放射性物質が大気中に放出されました。そして、それらは大地に降り注ぎ、野菜や果物を汚染しました。また海洋に降下して、魚介類を汚染しました。それは広範

囲におよんだため、膨大な量の農産物や魚介類が放射性物質によって汚染されたのです。では、それらの影響はどの程度あるのでしょうか?

一般市民が、原発事故以降に食べ物からどの程度被曝しているのかを調べた調査データがいくつかあります。まず一つは、厚生労働省の研究機関である国立医薬品食品衛生研究所が行なったものです。同研究所では、2007年の国民健康・栄養調査の食品ごとの平均摂取量をふまえて、2011年9月と11月に東京都、福島県、宮城県で流通している食品を購入して調理し、原発事故の影響とみられる放射性ヨウ素と放射性セシウム、そして自然から取り込まれる放射性カリウムの摂取量を調べました。さらに1年間食べ続けた場合の被曝量を計算しました。

年間被曝許容量を大きく下回る

その結果、1日の食生活から摂取される放射性セシウムは東京都では0・45ベクレル、福島県で3・39ベクレル、宮城県は3・11ベクレルでした。1年間の被曝線量は、東京都で0・0026ミリシーベルト、福島県で0・0193ミリシーベルト、宮城県で0・0178ミリシーベルトでした。放射性ヨウ素については、3都県とも約0・1ベクレルと放射性セシウムに比べてずっと小さな値でした。

なお、ベクレルとは、放射能の強さの単位です。放射性物質が1秒間に放射線を出しながら1つ崩壊した場合が1ベクレルです。したがって、ベクレル数が大きいほど放射能が強く、放射線の量も多いということです。シーベルトは、人間が放射線を浴びたときの影響度を示す単位です。人間が放射線に被曝した場合、放射線からエネルギーを吸収しますが、その際の影響度は、単に吸収したエネルギーの大きさだけでなく、放射線の種類（アルファ線、ベータ線、ガンマ線など）も考慮しなければなりません。それを考慮して、人体に対する影響度を示した単位がシーベルトです。

国際放射線防護委員会（ICRP）では、**一般市民が1年間に被曝してよいとされる人工的な放射線の限度を1ミリシーベルト**としています。前の結果は、それを大きく下回っていることになります。なお、**原発とは関係なく自然界には常に放射線が存在**していて、私たちは**それによっても被曝**しています。**その被曝線量は、1年間でおよそ2ミリシーベルト**です。

やはり被曝許容量を下回る

このほか、別の調査データもあります。朝日新聞と京都大学が共同して行なったものです。この調査は、２０１１年12月4日、全国の58家族から家族１人が１日に食べた食事や飲んだものをすべて提供してもらい、それに含まれる放射性セシウムを調べたものです。協力家族の居住地は、福島県が26、関東地方が16、中部、関西、九州などの西日本が11でした。普段通りの食材で料理してもらい、福島では、地元産の野菜などを使う人が多かったといいます。

調査の結果、１日の食事から取り込む放射性セシウムの量は、福島県内に住む26家族で中央値が４・０１ベクレルでした。検出限界以下の値が正確に分からないため、平均値ではなく、検出値を順に並べて真ん中に当たる中央値で分析したといいます。ちなみに、この値は国立医薬品食品衛生研究所の調査の福島県の値、３・３９ベクレルに近いものでした。

そして、この食事を毎日１年間食べた場合の被曝線量は０・０２３ミリシーベルトで、1ミリシーベルトの約43分の1ということでした。

また、東京や千葉、群馬などの関東に住む16家族のうち7家族は検出限界以下で、中央値は0・35ベクレルでした。これから推計される年間被曝線量は、0・002ミリシーベルト。西日本の11家族のうち10家族では検出限界以下でした。

生協も独自調査

さらに、もう一つ別のデータがあります。それは、日本生活協同組合連合会と岩手県から福岡県までの会員生協が「家庭の食事からの放射性物質摂取量調査」と題して実施したもので、2012年5月に発表されました。それによると、調査に協力してもらった家庭で家族人数より1食分多い食事を作ってもらい、その2日分（6食分と間食）を混合して測定するというものでした。つまり、実際に会員が食べている食事に含まれる放射性物質がわかるというわけです。

調査の結果、250サンプル中239サンプルからは、検出限界（1ベクレル／kg）以上の放射性セシウムは検出されませんでした。これは全体の95・6％に当たるといいます。そして、1kgあたり1ベクレル以上の検出が見られたのは11件でした。ただし、この11家庭のサンプルと同じ食事を1年間続けて食べたとした場合、食事からの内部被曝線量は、0・019〜0・136ミリシーベルトと推定されました。

放射性セシウムの影響は少ない

いずれの調査結果も、**年間被爆許容量とされる1ミリシーベルトを大きく下回っていたことになります。**

また、原発事故に関係なく、実は食品中には常に微量ながら放射性カリウム（カリウム40）が含まれているのですが、これから受ける被爆量をも大きく下回っていました。ちなみに、放射性カリウムは地球が誕生した時から存在している放射性物質で、地球上に生息するすべての動物や人間は、微量ながら放射性カリウムを日々摂取しているのです。

前の国立医薬品衛生研究所の調査では、食品中に含まれていた放射性カリウムの量も調べられていて、東京都で78・92ベクレル、福島県で83・77ベクレル、宮城県で92・04ベクレルでした。いずれも、原発から放出された放射性セシウムを大きく上回っていることになります。ということは、私たちは原発事故が起きる前から、食品に含まれる放射性カリウムから放射線を受けていて、その量は、原発から放出された放射性セシウムから受ける被曝量よりもかなり大きいということなのです。

したがって、**前の3つの調査データを見る限り、食べ物に含まれる放射性セシウムの影響はかなり小さい**ものと考えられます。

秘訣 23

がんウイルス感染者は、ウイルスとがんとの関係を知って、発病しないように心がけよう

ウイルスが起こすT細胞白血病

ウイルスが原因のがんについても触れておきましょう。血液のがんの一種である**成人T細胞白血病**は、**ウイルスが原因**であることが分かっています。このがんは、日本人に多いがんで、リンパ球の一つのT細胞ががん化して、全身の臓器に広がるというものです。

幼少時に母乳を通じて、あるいは性交渉や輸血によって、原因ウイルス（成人T細胞白血病ウイルス）に感染して、数十年後に発病します。40歳以上で発病するのがほとんどで、60～70歳代で最も多く発病します。日本でこのウイルスに感染している人（キャリア）は、およそ100万人いるとされています。ただし、発病する人の割合は少なく、5％程度とされています。つまり**感染しても、ほとんどの人は発病せずに一生を終える**ということです。

しかし、いったん発病すると、リンパ節の腫れ、肝臓や脾臓の腫れなどの症状が現れ、さらに**免疫力が低下し、感染症にかかりやすくなり**ます。また、**治療は困難で、致死率が高い**がんです。

肝がんとウイルスとの関係

肝がんは、B型肝炎ウイルスとC型肝炎ウイルスが原因とされています。これらのウイルスは、肝臓に炎症を引き起こし、それが慢性肝炎となり、そして、肝硬変となり、さらに肝がんになるとされています。そのメカニズムについて、前出の国立がん研究センターの津金昌一郎センター長は、同著の中で次のように述べています。

「肝炎ウイルスによる肝がんの発生には、炎症によるものと遺伝子組み込みによる2つがあります。**肝臓の炎症が長引くと、それを修復しようと細胞分裂が早まります。細胞分裂の回数が多くなった結果、遺伝子の複製にエラーが起こりやすくなるというのが炎症による肝がんの発生**です。一方、**ウイルスの遺伝子が肝細胞の遺伝子に組み込まれて、細胞のがん化を促すような変異を起こす**のが遺伝子組み込みによる発がんです」

いずれにせよ、遺伝子が正常な機能を果さなくなって、細胞が突然変異を起こし、その結果、がん化が起こるということです。

このほか、女性の子宮頸がんについては、ヒトパピローマウイルスが原因とされています。このがんは、膣と子宮をつなぐ頸部にできるがんで、子宮内部にできる子宮体がんとは区別されています。性行為によって、ウイルスに感染し、それが原因で頸部ががん化するとされています。

肝がんの原因は本当にウイルスか？

これらウイルスが原因とされているがんの中で、もっとも多いのは肝がんです。男性の場合、肝がんによる死亡者は、肺がん、胃がん、大腸がんに次いで第4位です。女性の場合、大腸がん、肺がん、胃がん、すい臓がん、乳がんに次いで第6位です。

ところで、肝がん患者の場合、B型またはC型肝炎ウイルスに感染しているケースが多いので、それらががんの発生に関与していることは間違いないのでしょうが、それが唯一の原因かというと、首をひねらざるを得ません。なぜなら、それらのウイルスが人間の肝臓内で生存していくためには、肝臓に障害を起こさないほうが有利だからです。肝臓はとても重要な臓器なので、その機能が失われれば、人間は生命を維持することができなくなります。その結果、ウイルスも死滅してしまうことになります。住み家がなくなってしまうからです。したがって、肝臓と共生関係に在ったほうが、ウイルスにとっては都合がいいはずなのです。

実際**B型肝炎ウイルスの場合、感染しても肝炎や肝硬変などを発病せず、健康なまま過ごしている人がたくさんいます。**日本では、約150万人がB型肝炎ウイルスに感染しているとされますが、そのうちの10～15％が慢性肝炎を発症し、その一部が肝硬変、肝がんになるのです。つまり、**感染してもほとんどの人は発病しないか、肝炎になっても治っているのです。これは、ある意味でB型肝炎ウイルスと共生しているといっていいでしょう。**

喫煙や過度の飲酒なども関係!?

では、何が共生関係を破って、**肝がんに**いたらせるのでしょうか？　そこに何らかの「負のベクトル」が作用すると考えられます。その一つとしてあげられているのは、**喫煙**です。**タバコの煙の中には有害物質が数多く含まれている**ので、それが肝臓に作用して、**共生関係を崩し、細胞のがん化を引き起こしている可能性**があります。

また、**発がん性やその疑いのある食品添加物、残留農薬など**もタバコと同様に作用することが考えられます。**肝臓がんを防ぐためには、肝炎ウイルスだけでなく、それに影響をおよぼす要因についても考えていく必要がある**でしょう。

秘訣24

水道水には微量ながら発がん性物質が含まれているので、日頃から除去するように心がけよう

市川市の水はまずかった!

30年ほど前、私は千葉県市川市に住んだことがありましたが、そこの水道水はとてもまずいものでした。消毒薬のようなカルキ臭がして、薬品のような味が口に残るのです。とくに夏場はひどいものでした。

当時市川市は江戸川の下流域から水を汲み上げ、旧式の浄水場でその水を水道水に

していました。一度その取水口を見に行ったことがあるのですが、川全体が薄黒く汚れていて、取水口の周りには赤茶けた油が浮いていました。上流にある工場からの排水、家庭排水、農・畜産排水、それから下水処理場からの排水が混じり合って、そんな状態になっていたのです。

そのため、浄水場では、水をろ過した後、大量の消毒用塩素を投入しなければならなかったのです。そうしないと、汚れがとれず、雑菌が繁殖してしまうからです。そのため、私の家の水道水は、とてもまずかったのです。

しかも、まずいだけではありませんでした。**危険性も高かった**のです。なぜなら、水に含まれる有機物と塩素が反応し、発がん性のあるトリハロメタンが発生し、それが水道水に混じっていたからです。**水源の水が汚れているほど、有機物が多く、そのため消毒用塩素を多く投入**しなければなりません。**その結果、トリハロメタンも多く発生**してしまうのです。

水道水でがんが増加!?

これは、30年前の市川市の状況ですが、今もそれほど変わらないように思います。相変わらず江戸川の水は汚れていて、それを水道水にするためには大量の塩素を投入しなければならないからです。市川市だけなく、東京や大阪、愛知、福岡、広島など、大都市、あるいは中都市でも、下流域に位置する都市では、状況は似たり寄ったりでしょう。**下流になればなるほど、川の水は汚れていて、消毒用塩素をたくさん投入しなければならない**からです。

こうした状況は、アメリカでもそうは変わらないようです。北アメリカ最長の川であるミシシッピ川の下流にニューオーリンズという町があります。この町の人たちは、ミシシッピ川から引いた水を水道水として飲んでいました。ところが、１９７０年当時、この町ではがんで死ぬ人が多いということが言われていました。

そこで、ある研究者が、この町の人と、地下水を水源とした水を飲んでいる他の町の人との10万人当たりのがん死亡者を調べました。１９７４年のことです。その結果、ニューオーリンズでは、がん死亡者が33人多かったのです。ちなみに、日本では、

２０１２年のがん死亡者は、10万人あたり約２８０人です。これは、日本人全体の数であり、このことから、33人という数が、大きな差であることが分かります。

発がん性物質・トリハロメタン

ミシシッピ川の下流は、上流の町から出される生活排水やし尿でかなり汚れていました。その**汚れ（有機物）と消毒用塩素が結びついて、トリハロメタンが発生**し、そのためにがんになる人が多いのではないか、と調査した研究者は考えました。そこで、アメリカの環境保護局（ＥＰＡ）が、同市の水道水を調査したところ、トリハロメタンが検出されたのです。さらに全米80都市の水道水が調査され、多くからトリハロメタンが検出されたのでした。

この情報が日本にも入ってきて、日本でも一般水道水の検査が行われました。その結果、ほとんどの水道水からトリハロメタンが検出されました。とくに東京や大阪など大都市の水道水からトリハロメタンが多く検出されたのでした。

トリハロメタンとは、クロロホルム、ブロモホルム、ブロモジクロロメタン、ジブ

ロモクロロメタンという4つの化学物質の総称です。このうち、クロロホルムとブロモホルムについては、動物実験で発がん性が認められており、そのほかの2物質についても、発がん性の疑いが持たれています。

水道水でがんになる心配がある

日本の水道水の場合、必ず塩素消毒が行なわれています。それを行なわないと、水道管の継ぎ目から雑菌が入ってくるなどして、水道水中に細菌が繁殖してしまう可能性があるからです。そのため、水道法では、家庭などの蛇口から出る水道水中に、消毒用塩素が0・1ppm（ppmは100万分の1を表わす濃度の単位）以上含まれていなければなりません。ですから、水道水中には、塩素が確実に含まれており、さらにそれが有機物と反応したトリハロメタンも含まれているのです。とくに河川の汚れがひどい下流域の町では、トリハロメタンの量が多くなってしまうのです。

日本の水道水中に含まれるトリハロメタンの量は、ppb（ppbは10億分の1を表わす濃度の単位）レベルと微量ですが、それでも**毎日水道水を飲むことで、それが**

体内に入ってきて、全身に回って体を汚染すれば、その影響が出てくる心配がありま す。**とくに細胞の遺伝子に影響して、細胞をがん化させる懸念**があります。

トリハロメタンを除去する方法

現在、東京や大阪などの都市部で、水道水をそのまま飲んでいる人は少ないようです。多くの人は、ペットボトル入りのミネラルウォーターを買って飲んでいるようです。しかし、料理には水道水を使う家庭が多いでしょうし、コーヒーやお茶を入れるのに水道水を使っている人もいるでしょう。そんな人は、**どうすれば水道水の危険性をなくす**ことができるでしょうか？

まずもっとも手軽にできることは、**水道水を沸騰させる**ことです。トリハロメタンは蒸発しやすい化学物質で、沸騰させることがかなり除去することができます。東京都立衛生研究所（現・東京健康安全研究センター）の実験では、**水道水を沸騰後１分で73％、２分で95％、３分で１００％トリハロメタンを除去できた**とのことです。ですから、家庭でも同様に沸騰させれば、トリハロメタンを除去できるのです。

ただし、注意しなければならないことがあります。それは、**沸騰後必ず数分間、煮沸しなければならない**ことです。**トリハロメタンは、沸騰するまでの間に、化学反応によってしだいに増えて**いきます。そして、**沸騰が始まった時にその量はピークに達し**、その後、沸騰し続けることによって、**急激に減って**いきます。したがって、**沸騰してから2～3分は、それを続けなければならない**のです。

また、**沸騰させることで**、水道水中の**塩素も除去する**ことができます。同研究所によると、「**塩素は不安定な物質なので、4～5分沸騰させれば、90％以上取り除ける**はず」とのことです。

わが家の安全な水対策

千葉県の北部に位置する町にあるわが家の水道水は、水源となっている印旛沼や利根川下流が汚染されているためか、大量の消毒用塩素が投入されているらしく、強いカルキ臭と薬っぽい味がします。ですから、とてもそのまま飲むことも料理に使うこともできません。そこで、アルカリイオン浄水器で浄化しています。使用しているのは、三菱レイヨンの「クリンスイアルカリ」という製品です。

アルカリイオン浄水器を使うと、電気的な処理によって塩素がほぼ完全に除去されます。また、活性炭も付いているので、それによってトリハロメタンも除去されます。ただし、そのまま飲むと、多少胃に違和感を覚えるので、さらにやかんに入れて沸騰させて、それを数分続けてから、飲むようにしています。なお、ご飯を炊いたり、カレーや煮物などの料理を作ったりする場合は、アルカリイオン浄水器を通した水をそのまま使っています。

秘訣25

肺がんの原因となっている可能性のあるディーゼル車の排気ガスに注意しよう

がん死のトップは肺がん死

死亡原因トップのがんですが、男性はがん死のなかでは、肺がん死がトップで、女性は大腸がんに次いで第2位です。また、国立がん研究センターのがん統計予測（2014年）によると、男性の場合、肺がん患者はがん全体の18％と、胃がんと並んでトップです。女性の場合、同じく10％と、乳がん、大腸がん、胃がんに次いで第4位となっています。

肺がんの原因の一つは、いわずと知れた**喫煙**です。**タバコの煙の中に含まれる有害化学物質が、肺の細胞に悪影響**をもたらし、結果として**がんを発生させる**ことは、世界中の研究者によって認められているところです。さらに、もう一つ、肺がんの原因として考えられるのが、**自動車の排気ガス**です。それにも様々な有害化学物質が含まれていて、肺がんを引き起こしていると考えられます。

ディーゼル排ガスが肺がんを起こす

自動車の中でも、とくに問題なのはトラックやバスなどのディーゼル車の排気ガスです。なぜなら、これらの**排気ガス中の微粒子**には、発がん性のあるニトロピレンやベンツピレンといった化学物質が含まれており、それらが**肺の細胞をがん化させる**からです。このことは、動物実験で証明されているのです。

結核予防会・結核研究所の研究グループでは、ディーゼルエンジンの排気ガスを清浄な空気で10倍に薄めて、ネズミに吸わせる実験を行ないました。その結果、黒いディーゼル微粒子が肺に多量に蓄積して、その細胞や働きに異常が認められました。そして、**2年間吸わせ続けたネズミの場合、42％という高い割合で肺腫瘍が発生**し、**26％は肺がん**になったのです。

ネズミが排気ガスを吸い続けることによって、ディーゼル微粒子が肺に蓄積し、それに含まれるニトロピレンやベンツピレンが細胞の遺伝子を突然変異させ、細胞ががん化したと考えられます。ちなみに、この実験結果は、１９８６年に発行された医学専門誌に載りました。

ディーゼル微粒子を避けるのは難しい

このほか、旧・環境庁のリスク評価委員会でも、ディーゼル微粒子が、人間に対して発がん性があることを認めています。世界各国の約40の研究報告を調べて、微粒子を吸い込みやすい職業とそうでない職業を比較したところ、前者が肺がんになる危険度が1・2〜1・6倍高まることが分かったのです。

具体的には、ディーゼル機関車を運転する鉄道労働者など、汚染度の高い職業の人ほど危険度が高かったのです。

結局、**ディーゼル車の排気ガスを吸い続けていると、肺がんになりやすくなる**ということなのです。

ですから、ディーゼル車の排気ガスを吸わないようにすれば、肺がんになる確率は減らせるのですが、実際にはなかなか困難です。タバコの場合、自分で吸わないようにする、あるいは人が吸っているタバコの煙を吸わないようにすることで、ある程度対応することができます。

しかし、ディーゼル微粒子を吸わないようにするためには、トラックやバスが多く走る道路の近くに住まない、トラックやバスの後を車で走らない、それらが多い道路を歩かない、などが考えられますが、実際に実行しようとするとなかなか困難です。

最近では、ハイブリッドのトラックやバスも登場してきているので、多少ディーゼル微粒子は減ることになるでしょう。さらに、それらのトラックやバスが増えることを期待したいと思います。

秘訣 26

ベンゼンは白血病を起こすことが分かっているので、それを摂取しないように心がける

ベンゼンは白血病を起こす

自動車の排気ガス中には様々な有害化学物質が含まれていますが、**その一つにベンゼンがあります。**実はこのベンゼンは、人間に対して、がんの一種の白血病を起こすことが明らかになっている化学物質なのです。動物にがんを起こす化学物質は数多く分かっていますが、人間にがんを起こす化学物質は、それほど多くはありません。ベ

ンゼンは、その中の一つなのです。

女優の夏目雅子さんが急性白血病で亡くなったことはよく知られていますし、俳優の渡辺謙さんも白血病を発病します。2012年に白血病で死亡した人は、男性で4779人、女性で3121人に上っています（『がんの統計・13』公益財団法人・がん研究振興財団発行より）。また、前出の「2014年のがん統計予測」では、白血病の発病者数は、男性で7700名とがんの発病者全体の2%、女性で5400名で1%です。

イタリアの靴職人が多数発病

白血病は、血液のがんともいわれるもので、赤血球、白血球、血小板などの血液細胞が骨髄で作られる際に、がん化して異常な細胞になったものです。がん化した血液細胞が増殖するため、正常な血液細胞が減少して、貧血、出血、免疫力低下、脾臓肥大などを起こし、重症の場合、死亡することもあります。この**白血病を起こす原因の一つが、ベンゼン**なのです。

ベンゼンが人間に白血病を起こすことが分かったのは、20世紀前半のイタリアにおいてです。イタリアではその頃、靴の製造が盛んだったのですが、それに従事する人の間で白血病が多く発生していました。その原因として疑われたのが、にかわの溶剤として使われていたベンゼンです。

ベンゼンが骨髄に作用して貧血を起こすことは、すでに19世紀末頃には知られており、白血病についても、原因である可能性が高いと考えられました。そして1928年に、フランスの研究者が、ベンゼンによると思われる最初の白血病の報告を行ないました。

その後、**イタリアでは白血病の患者が多く発生し、その割合は諸外国に比べて数倍も高い**ものでした。靴工場では、にかわを扱う職場の空気中のベンゼンの濃度が200〜500ppmと高く、そこで働く人々が白血病になる確率は通常の人の20倍も高かったのです。そのため、イタリアでは1963年以降、にかわやインクにベンゼンを使用することが禁止されたのです。

白血病のリスクを下げよう

ベンゼンが人間に白血病を起こすことが明らかなため、日本ではベンゼンについて大気中の環境基準が設定され、規制されています。環境基準は、空気1立方メートルあたり3マイクログラムです。しかし、発がん物質の場合、前述のようにしきい値がないため、ごく微量を吸い込んだだけでも白血病を発症する可能性は否定できません。

なお、**食品添加物の一つである合成甘味料のアスパルテーム**は、イタリアで行なわれた動物実験で**白血病を起こす**ことが分かっています。ですから、これも白血病を起こす一因になっていることが考えられます。

空気中に含まれるベンゼンを避けるというのはなかなか困難ですが、**アスパルテームを避ける**ことは可能です。**アスパルテームは、低カロリー甘味料として、コーラ、カフェオレ、ガム、キャンディ、チョコレート、ゼリーなどに添加**されています。表示をよく見て、アスパルテームを含む食品は食べないようにして下さい。

第5章

心臓病と脳卒中と認知症を防ごう

秘訣 27

死因第2位の心疾患と第4位の脳血管疾患を防ぐには、コレステロールを低下させるよりも血管の炎症を防ごう

血管障害で4人に1人が死亡

現在、死亡原因のトップはがんですが、第2位は心疾患です。具体的には心筋梗塞や狭心症、不整脈などで死亡します。第3位は肺炎です。日本では年々高齢者が増えており、高齢になるほど免疫力が低下するため、細菌やウイルスが肺で増殖して肺炎を起こし、呼吸困難に陥って亡くなるのです。そして、第4位は脳血管疾患で、脳出

血や脳梗塞、くも膜下出血などで命を落とします。

第2位の心疾患と第4位の脳血管疾患は、どちらも血管に障害が起こることによって発生する病気です。ですから、血管障害といえます。これらによって、4人に1人が死亡しています。がんとこれらの血管障害による死亡者を合わせると、2012年の場合、年間死亡者の54・2％に達します。したがって、**がんと血管障害を予防することができれば、大半の人が元気に長生きすることが可能**となるのです。

動脈硬化の原因はコレステロールではない

死因第2位の心疾患のうち、心筋梗塞は心臓の筋肉に栄養と酸素を送っている冠状動脈が詰まって血液が流れなくなり、心臓の機能が低下して起こる病気です。心臓の機能が極端に低下したり、心臓が停止したりした場合、死に至ります。また、狭心症は、冠状動脈の血液の流れが悪くなって、心臓の機能が低下する病気です。どちらも動脈硬化によって、冠状動脈の血液の流れが悪くなって起こる病気です。**ですから、動脈硬化を防ぐことができれば、これらの病気にはならない**わけです。

動脈硬化とは、文字通り血管が弾力性を失って固くなったり、狭くなったりするというものですが、これまでその最大の原因はコレステロールと言われてきました。しかし、最近になってそれは否定されつつあります。2015年2月には、アメリカの保健福祉省と農務省が設置した「食事指針諮問委員会」で、「**コレステロールは過剰摂取を心配する栄養素ではない**」という報告書が公表されました。

これまで卵やエビなどのコレステロールを多い食品を食べ過ぎると、血中のコレステロールが増えて、動脈硬化の原因となり、心筋梗塞や脳梗塞などにつながるとされてきました。しかし、同委員会が、コレステロール摂取量と血中コレステロールの関係を調べたところ、両者の関連性を示す証拠はなかったといいます。つまり、**食事でコレステロールを多く摂取しても、動脈硬化の原因とはならない**ということです。

真犯人は血管の炎症だった

これまでにも「**動脈硬化の原因はコレステロールではない**」と主張する医師は、日本にもいました。東海大学医学部の大櫛陽一名誉教授もその一人で、「**動脈硬化を起**

こす本当の原因は血管の炎症であり、ＬＤＬ（悪玉）コレステロールは、その炎症を修復する目的で細胞膜の材料を届けに集まっていたにすぎない」（大櫛陽一著『コレステロール・血圧・血糖値　下げるな危険!!　薬があなたの体をダメにする』永岡書店刊より）と述べています。

つまり、動脈硬化を起こした血管には、コレステロールが溜まっているが、それは、血管に発生した炎症を修復するためにコレステロールが運ばれてきただけであって、**本当の原因は、血管の炎症**にあるというのです。なお、この研究成果は、アメリカの科学誌『サイエンティフィックアメリカン』２００２年5月号に掲載されたといいます。

もともとコレステロールは、人間が生命を維持するうえで不可欠なものです。人間の体は約60兆個の細胞で構成されていますが、それらの**細胞の一つ一つを包んでいる細胞膜は、コレステロール**でできています。また、**男性ホルモンや女性ホルモン、副腎皮質ホルモンなど重要なホルモンは、コレステロールを原料**として作られています。脂肪の分解に必要な**消化液の胆汁酸も、コレステロールから**作られているのです。コレステロールの多くは肝臓で合成され、一部が食品とともに摂取されているのです。

炎症要因を減らして動脈硬化を防ぐ

つまり、**コレステロールは**生命維持にとって不可欠なものであって、動脈硬化を起こす「悪者」ではなく、**血管を正常な状態に修復するために集まっているに過ぎない**のです。そのことが、前述のアメリカの科学誌の中でも主張されているのです。結局、動脈硬化の**真犯人は、血管の「炎症」**ということになるのです。では、**その炎症はどうして起こる**のでしょうか？

その原因は、**喫煙、トランス脂肪酸、高血糖、ストレス、極度の肥満**などといわれています。ですから、それらを防ぐことが動脈硬化を防ぐことになるのです。

ちなみに、**トランス脂肪酸**とは、植物に水素を結合させて硬化油（常温で個体の油）にする際にできてしまうもので、**ショートニングやマーガリン**などに多く含まれています。**トランス脂肪酸を多く摂りつづけると、動脈硬化を起こして心疾患になる**リスクが高まるとされています。

ですから、これらの**炎症要因を減らす**ことが、動脈硬化の予防につながることになるのです。

秘訣28

血管を丈夫でしなやかに保つことができれば、心筋梗塞や脳梗塞は防ぐことができる

血管が詰まって発生する

心筋梗塞と脳梗塞は、いずれも動脈硬化などによって血管が詰まりやすくなって起こる病気です。秘訣27で述べたように**血管に何らかの炎症が起きると、それを修復しようとコレステロールや血小板が集まってきます。それが血栓となって血管を塞ぐため、**血液の流れが悪くなって、**梗塞が発生**するのです。それが心臓に栄養を送ってい

る冠状動脈に発生したのが心筋梗塞、脳の血管に発生したのが脳梗塞です。

これらの病気は重症の場合、死に至ります。また、運よく命を取り留めたとしても、後遺症が残ることが多く、その場合、リハビリを行なわなくてはなりません。ですから、健康に長生きするためには、**これらの病気を予防する必要**があるのです。

血管の構造を知ろう

心筋梗塞も脳梗塞も、血管に発生した障害といえますが、**全身に張り巡らされた血管は、大きく三つに分類**することができます。それは、**動脈、静脈、毛細血管**です。

心臓から送り出された血液が流れるのが動脈で、大動脈は直径が3～4㎝もあります。毛細血管は、直径が5～10μm（μは100万分の1）で、各臓器や組織の細胞に酸素と栄養を供給し、二酸化炭素と老廃物を受け取ります。そして、毛細血管は、心臓へ至る静脈につながります。

血液を全身に送り出す動脈は、三層構造になっています。内側のほうから、内膜、中膜、外膜といいます。内膜の表面には、内皮細胞がタイルのように敷き詰められていて、血液と接しています。

中膜は、平滑筋と繊維質で構成されています。繊維質を作っているのはコラーゲンです。このほか、たんぱく質の一種のエラスチンも、繊維質を構成しています。

一番外側にある外膜は、主にコラーゲンおよびエラスチンから成る繊維質で、血管全体を保護しています。これらによって血管の弾力性が保たれているのです。

静脈も、その構造は動脈と同じで、内膜、中膜、外膜によって構成されています。ただし、**動脈に比べて壁は薄く**なっています。これは、動脈ほど内側から高い圧力が加わらないためです。一方、**毛細血管**は、違った構造をしています。というのも、**酸素と栄養を供給し、二酸化炭素と老廃物を受け入れる**ため、毛細血管は余計なものをつけず、内皮細胞と基底膜だけから構成されています。そして、基底膜は、コラーゲンなどによって構成されています。

血管を丈夫でしなやかにする

心筋梗塞を起こす冠状動脈は、いうまでもなく**動脈の一種**です。ですから、内膜、中膜、外膜の三層構造をなしています。**それらがしっかり作られていて、弾力性があれば、傷が付きにくく、炎症も起こりにくい**と考えられます。**炎症が起こらなければ、コレステロールが集まってくることはなく、血管が詰まることもない**わけです。したがって、弾力性のあるしなやかな血管を維持すれば、心筋梗塞になる確率を減らせると考えられます。

そのためには、中膜や外膜を作っているコラーゲンやエラスチンなどのたんぱく質が十分に生成される必要があります。ですから、それらの原料となるアミノ酸を供給してやる必要があるのです。つまり、コラーゲンを含む食べ物を摂ることによって、それらのアミノ酸を効率よく供給することができるのです。

一方、脳の場合、動脈、静脈、毛細血管が縦横に走っていますが、これらで梗塞が起こらないためには、同様にそれぞれの血管が丈夫で、しなやかであることが必要です。

コラーゲンを積極的に摂ろう

ですから、**血管を構成するコラーゲンなどのたんぱく質が必要**であり、そのためには、やはり**コラーゲンを多く含む食べ物を食べる**とよいでしょう。ちなみに、コラーゲンを多く含む食べ物は、**牛すじ、鶏の軟骨、鶏砂肝、鶏もも肉、鶏手羽先、鶏皮、豚レバー、豚スペアリブ、豚こま切れ、ハモの皮、ウナギ、鮭の皮**などです

さらに、市販の**ゼラチンパウダー**でコーヒーゼリーやフルーツゼリーなどを作って食べるのもよいでしょう。みそ汁やカフェオレなどにゼラチンパウダーをそのまま入れて飲んでもOKです。なお、ゼラチンパウダーについて詳しく知りたい方は、拙著**『健康に長生きしたけりゃゼラチンを食べなさい』（青志社）**をご参照ください。

1日、最低でも1・2～1・5リットルの水を飲む

このほか、血液の流れをよくして、血管が詰まらないようにするためには水分を十分にとることも必要です。**体内の水分が不足すると、血液が濃い状態になって流れが悪くなってしまいます。**その結果、**血管が詰まりやすくなってしまう**のです。

人間の体は60〜70％が水でできており、1日に約2・3リットルの水が、尿や汗などによって排泄されています。ですから、一日にそれだけの水を補給する必要があります。ただし、水は食品にも含まれており、またそれが代謝することでも作られます。そのため、**飲料水として1日に必要な水は、1・2〜1・5リットルくらい**になります。**最低でも、この程度の水分は毎日摂るようにしたほうがよい**でしょう。

秘訣 29

脳出血やクモ膜下出血を防ぐために、ビタミンCとコラーゲンを積極的に摂ろう

脳血管疾患の原因は？

脳血管疾患には、主に脳出血、くも膜下出血、脳梗塞がありますが、脳出血の場合、**脳の血管がもろくなって破れ、そこから出血する**ことによって起こります。脳溢血ともいいます。戦前、栄養状態が悪かった時には、この病気がよく見られました。たんぱく質などの摂取が少なかったため栄養不足となり、その結果、血管がもろくなって

しまい、脳の血管が破れるケースが多かったのです。血管から流れ出た血液が脳を圧迫したり、障害をもたらしたりすることで、死に至ることもあります。

クモ膜下出血は、脳を覆う3層の膜（外側から硬膜、クモ膜、軟膜）のうちのクモ膜と軟膜の間に起こる出血のことで、致死率の高い病気です。**血管が膨らんでできる脳動脈瘤が破裂して起こる**ことがほとんどです。

一方、前述のように脳梗塞は、**脳の血管が詰まって、そこから先に栄養と酸素が運ばれなくなり、その結果、脳細胞が壊死して、死に至る**こともあるのです。

脳出血は、脳の壊血病

脳出血は、脳で発生した壊血病という見方ができます。壊血病とは、歯肉や皮膚などの血管がもろくなって出血し、歯肉炎や貧血、全身倦怠、衰弱などに陥る病気です。これは、ビタミンCの不足によって起こります。昔は、遠洋航海の船員によく見られました。ビタミンCを含む野菜が食べられないために、発生したのです。

なぜ、ビタミンCが不足すると壊血病になるかというと、血管壁を構成している

たんぱく質の一種のコラーゲンが生成されにくくなるからです。秘訣5で、コラーゲンについては触れましたが、体のたんぱく質の3分の1を占めるもので、皮膚や軟骨、骨、血管などに多く存在しています。

そのコラーゲンの生成にビタミンCは不可欠なのです。したがって、**ビタミンCが不足すると、コラーゲンが生成されにくくなり、血管がもろくなって、毛細血管で出血が起こる**のです。ですから、**同じことが脳の血管で起これば、脳出血が発生する**ことになるのです。

コラーゲンとビタミンCを摂ろう

したがって、**脳出血を防ぐためには、血管を丈夫にする**ことです。血管が丈夫になれば、クモ膜下出血の発生も減らせると考えられます。そのためには、**コラーゲンとビタミンCを十分に摂取する**ことが重要です。

コラーゲンは、秘訣28で述べたように牛すじや鶏の軟骨、豚レバー、ウナギなどに多く含まれています。また、市販のゼラチンパウダーを利用すれば、容易にコラーゲンを摂取することができます。

一方、**ビタミンCは、100㎎が一日の所要量**とされています。ビタミンCの多い食べ物は、イチゴ（100g中に62㎎）、キウイフルーツ（同69㎎）、レモン（同100㎎）、みかん（同32㎎）です。**みかんの中一個は100g（可食部75g）くらいなので、約4個でビタミンCが約100㎎**となります。

ただし、血管を丈夫にするためには、コラーゲンとビタミンCだけを取っていればよいというわけではありません。血管はほかの栄養素からもできているからです。したがって、**肉や魚、野菜や果物などをバランスよく食べる必要がある**でしょう。

秘訣30

動脈硬化の一因となる高血圧を防ぐために、血管の新陳代謝をよくしよう

高血圧は動脈硬化の一因!?

これまで高血圧は、動脈硬化の一因と言われてきました。つまり、高血圧になると、血管の内壁に高い圧力がかかることになり、それによって血管に傷ができやすくなり、そこにコレステロールなどが溜まって、血管が狭くなったり、血栓ができたりするというのです。前述のように**動脈硬化は、血管内に何らかの炎症が発生して、それを修**

復しようとしてコレステロールなどが溜まって起こるわけですから、**高血圧がその炎症を起こしやすくしているということは十分あり得る**ことです。

病院で健康診断を受けると、必ずと言っていいほど血圧を測定されますが、国際的な高血圧の基準は、WHO（世界保健機関）が決めています。それによると、収縮期血圧（上の血圧）が140㎜Hg以上または拡張期血圧（下の血圧）が90㎜Hgの場合が高血圧です。

ただし、日本では、日本高血圧学会が、収縮期血圧が130〜139㎜Hgまたは収縮期血圧が85〜89㎜Hgを、「正常高値血圧」としており、これは、血圧が高めな人ということで、注意すべき対象になっています。しかし、これは「低すぎる」として、医師の間でも反論がなされています。また、降圧剤を売るための製薬業界の陰謀という指摘もあります。

塩分の摂りすぎは高血圧を起こす

高血圧の原因として、よく塩分（ナトリウム）があげられますが、**塩分を摂りすぎ**

ると血圧が上がってしまうことは間違いありません。塩分は人間が生命を維持するためには不可欠なものです。それほど大切なものであるため、**腎臓で尿中に排泄された塩分は、再吸収される**仕組みになっています。ところが、**食塩の摂りすぎによって体内の塩分濃度が高くなりすぎると、再吸収が止まり、血圧を上げて尿の出を良くして、塩分を体外に排泄**しようとします。**その結果血圧が上昇してしまう**のです。

また、高齢になるほど血圧が高くなる傾向にあります。なぜなら、**歳を重ねるとともに血管が老化して弾力性を失ってしまい、心臓から送り出される血液の圧力をうまく吸収できなくなる**からです。そのため、血圧が上がってしまうのです。２００６年の国民健康・栄養調査によると、40～74歳のうち男性は約6割、女性は約4割が高血圧とのことです。

血管の代謝をよくしよう

血圧をどのくらいに維持すれば健康を保てるかは諸説あって、「収縮期血圧が１３０㎜Hgで病気になるはずがない」という医師もいれば、「血圧は低いほうがよい」

という医師もいます。ただし、血圧が高いとどうしても血管壁に圧力がかかり、傷が付きやすくなりますし、また心臓にも負担がかかるので、あまり高すぎないようにすることが必要なのは間違いないでしょう。

ところで、**血管の新陳代謝が活発に行われて、血管が丈夫でしなやかな状態であれば、高血圧にはならない**と考えられます。**血管壁が血圧を吸収することができる**からです。ですから、**血管を構成するたんぱく質や細胞ができやすい状態にすることが大切**です。

そのためには、それらの原料となる栄養素を積極的に摂ることが必要でしょう。前述のように**肉や魚、野菜、果物などをバランスよく食べる**ようにして、**さらにコラーゲンとビタミンCを摂る**ように心がけることが必要でしょう。日ごろからこれを実践されてみてはいかがでしょうか。

秘訣31

認知症にならないためには、まず血管を丈夫でしなやかに保ち、さらに炭水化物の摂りすぎに注意しよう

血管性認知症とアルツハイマー型認知症

以前は痴呆症と言われた認知症ですが、厚生労働省研究班は、2012年の時点で全国に約462万人の患者がいると推計しています。さらに、**2025年には700万人を超えると予測されており、そうなると、高齢者の5人に1人が認知症**ということになります。

認知症の症状は、主に記憶障害、見当識障害（時間や場所、人物などの認識障害）、理解・判断力の低下、実行機能の低下などがあります。記憶力や認識力、判断力などは加齢とともに低下してくるものですが、日常生活に支障をきたすほどそれらが低下し、通常の生活を一人で送るのが困難になった状態が認知症といっていいでしょう。脳の機能が低下することによって、認知症の様々な症状が現れると考えられています。

認知症は、血管性認知症とアルツハイマー型認知症とに大別されます。日本では、かつては脳血管性認知症が多かったのですが、アルツハイマー型認知症が増加している状況です。

血管性認知症は、脳の血管障害といえます。つまり、脳の一部の血管が動脈硬化などを起こして**血流が悪くなると、その周辺や先の脳細胞に酸素と栄養がいかなくなり、細胞が壊れたり、機能が低下する**ことによって、認知症の症状が現れるのです。

血管性認知症は予防できる

したがって、血管性認知症を起こさないためには、**血管を丈夫でしなやかに保ち、**

血液の流れをよくするようにすることが大切です。また、**血管に炎症が発生して、動脈硬化を起こさないようにする**ことです。さらに、認知症は、脳梗塞や脳出血の後遺症として発生することもあります。ですから、それらの病気にならないように予防を心がけることです。

結局、血管性認知症にならないためには、秘訣28と29でも述べたように**脳梗塞や脳出血を起こさないように心がけることが大切**なのです。これらを心がけていれば、血管性認知症の発症をかなり防げると考えられます。

一方、**アルツハイマー型認知症は、脳が委縮**してしまい、その結果、機能が低下して起こるものです。その原因はまだ解明されていませんが、**βアミロイドというたんぱく質が多くできることで、発症する**と考えられています。すなわち、**そのたんぱく質が脳に蓄積することによって、神経細胞から伸びたニューロン、そのニューロンから情報を受け取るシナプスが脱落していき、神経細胞が次々に壊れていって、その結果、脳がしだいに委縮**してしまうというのです。

炭水化物を過剰に摂取し続けるのは止めよう

しかし、問題なのは、**なぜβアミロイドが増えてしまうのか**という点です。βアミロイドは、長い時間をかけて脳に蓄積されるといいます。ですから、アルツハイマー型認知症が発症するのは、高齢者が多いということになるのでしょう。

ところで、**βアミロイドの蓄積に、インスリン分解酵素が関係している**ということが言われています。これは、**インスリンを分解する酵素**ですが、また、**βアミロイドを分解する働きも持っています**。

つまり、**インスリンが過剰に分泌されると、それを分解するためにインスリン分解酵素が使われてしまい、βアミロイドを十分に分解できなくなって、その結果、βアミロイドが蓄積されてしまう**というのです。これはまだ仮説の段階のようですが、もし事実とすると、炭水化物の過剰摂取が関係してくることになります。

炭水化物を過剰に摂取すると、血液中に糖が増えて、それを処理するためにインスリンが多く分泌されます。すると、**インスリンが過剰な状態になって、インスリン分解酵素が多く消費される**ことになります。その結果、**βアミロイドが十分分解されず**

に蓄積されてしまうということです。炭水化物の過剰摂取は、糖尿病の原因ともなります。したがって、**炭水化物を毎日過剰に摂取し続けるのは避けたほうが**よさそうです。

秘訣32

お茶は昔から健康によいとされ、お酒は適度に飲めば、動脈硬化を防いで心疾患を予防する

お茶でコレステロールの過剰を防ぐ

秘訣27で書いたように、最近の研究では、動脈硬化の原因はコレステロールではなく、血管の炎症であり、それを修復するのにコレステロールが集まっていることが分かってきました。しかし、**何らかの原因で血管に炎症が起こってしまった場合、血液**

中にコレステロールが多すぎると、炎症部位にコレステロールが集まりすぎて、血管を塞いでしまう恐れがあります。ですから、コレステロールがあまり多すぎるのは、やはり血管にとってはよくないと考えられます。

昔から緑茶は健康によいとされて、多くの日本人に飲まれていますが、その効能の一つが、コレステロールの過剰状態を防ぐことにあるようです。健康食品について、その安全性や有効性に関する世界中のデータを集めている国立健康・栄養研究所の『健康食品』の安全性・有効性情報」によると、お茶について、「血中のコレステロールおよびトリグリセリド（中性脂肪）を低下させるのに経口摂取で有効性が示唆されている」とあります。

ですから、**お茶（緑茶）を毎日飲むようにすると、コレステロールが過剰な状態にならないようになり、また、中性脂肪も減らせる可能性**があるのです。なお、お茶を買う際には、**有機の製品をおススメ**します。お茶の場合、野菜と違って洗うことができないので、**農薬が残留していた場合、そのままお湯の中に溶け出す**と考えられるからです。私の場合、スーパーで１００ｇが６００円程度の有機緑茶を買って飲んでいます。

適度なお酒は血管障害を防ぐ

一方、お酒、すなわちアルコールについては、「健康を害する」「適度に飲めば、健康に良い」など賛否両論ありますが、**適度に飲むようにすれば、血管障害を予防する**というプラス面があることは間違いないようです。アルコールの効用については、医学的にも次のようなことが認められています。

1. 血液の循環を活発にする。
2. 動脈硬化を予防する。
3. 心筋梗塞や狭心症を予防する。
4. 精神をリラックスさせる。

アルコールは心臓を刺激して、拍動が活発になるため、血液を送り出す力が強くなって、血液の循環がよくなるのです。また、血管を拡張するため、血行がよくなって動脈硬化を予防することになります。その結果、心筋梗塞や狭心症、さらには脳梗

塞も予防することができると考えられます

自分なりの「適度」を見つけよう

では、**肝心な「適度」とは**、どのくらいでしょうか？　一般には、**日本酒なら１合から２合（１８０～３６０㎖）、ビールなら中ビン１本（５００㎖）、焼酎なら１００～２００㎖**といわれています。しかし、おそらく「それは少なすぎるよ」と感じる人が多いと思います。一度飲み始めると、ついつい飲み続けてしまう人が多いからです。

したがって、一般に言われている「適度」を守るのは難しいとは思いますが、いちおうそれらを目安として、**自分なりの「適度」を見つける**のがよいと思います。

あるいは多く飲んでしまった次の日は、アルコールは控える、あるいは２～３日続けて飲んだら、１日飲むのを止めるなど、胃や肝臓を休めるようにすることが大切だと思います。**毎日多量に飲み続けて、アルコール依存になるのだけは避ける**ようにして下さい。

第6章

80歳まで健康に生きるための心構え

秘訣 33

体を正常に維持するためには、5大栄養素をバランスよく摂って、有害化学物質を取り込まないようにする

細胞の集合体が人間

人間の体は約60兆個の細胞からなる集合体です。それらの細胞はそれぞれが自己の役割を果たし、また、互いに連携し合い、協力し合って、それぞれの自己の「生」を維持しようと生命活動を営んでいます。そして、それらの細胞が生命活動を営む結果として成り立っているのが、人間という存在なのです。逆に見れば、人間の体が正常、

すなわち健康であることは、それらの細胞たちが自己を維持するために必要ということになります。

60兆個の細胞から成る人間の体というものはひじょうにうまくできていて、障害を起こす原因が何もなければ、健康な状態を維持することができます。そして、長生きすることができます。実際に80歳を過ぎても、元気で暮らしている人はたくさんいますし、私の周辺でもそういう人は何人もいます。細胞たちが、体を正常に維持するために、病原体を排除したり、傷口を修復したり、がん細胞を駆逐したりということを必死に行なっているからです。

体の機能を狂わす「楔《くさび》」

体を正常に維持するためには、体を構成し、またエネルギーとなる栄養素をきちんと摂る必要があります。**たんぱく質、脂肪、炭水化物、ビタミン、ミネラルの5大栄養素をバランスよく摂る**必要があるのです。また、第6の栄養素と言われる**食物繊維も、腸内環境を整えるために適度に摂る**必要もあるでしょう。

このほか、いうまでもなく**水が生命維持には不可欠**です。それから**空気も不可欠**です。結局、空気と水があって、さらに食品から**たんぱく質**、**脂肪**、**炭水化物**、**ビタミン**、**ミネラル**、そして**食物繊維**を適度に摂っていれば、健康は維持できるはずなのです。

ところが、現実はそうではありません。現代人の多くがさまざまな病気に悩まされ、そして50代、60代、70代で命を落としている人が多いのです。命を落とさないまでも、通常の日常生活ができなく

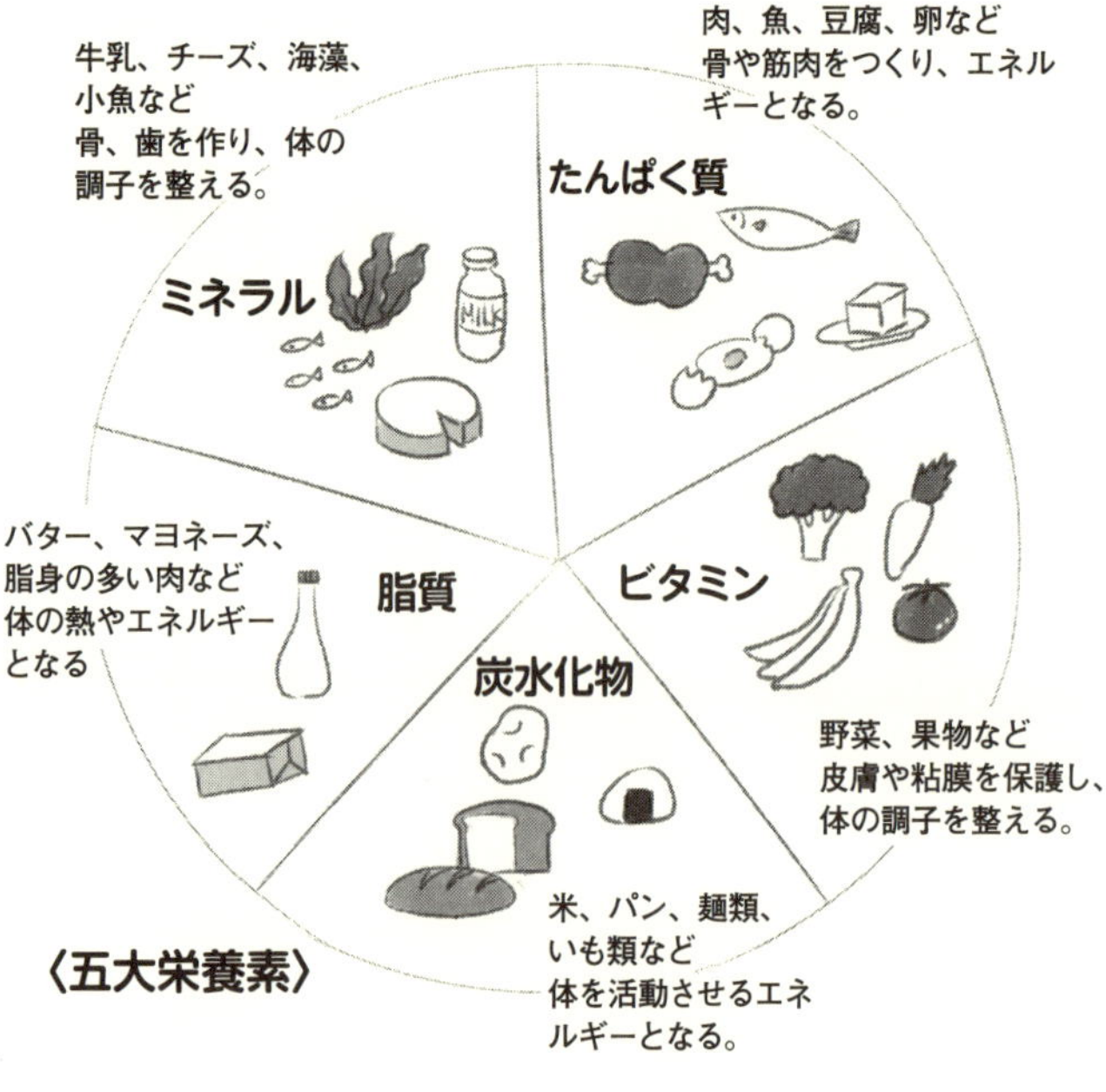

肉、魚、豆腐、卵など
骨や筋肉をつくり、エネルギーとなる。
たんぱく質
牛乳、チーズ、海藻、小魚など
骨、歯を作り、体の調子を整える。
ミネラル
MILK
バター、マヨネーズ、脂身の多い肉など
体の熱やエネルギーとなる
脂質
ビタミン
野菜、果物など
皮膚や粘膜を保護し、体の調子を整える。
炭水化物
米、パン、麺類、いも類など
体を活動させるエネルギーとなる。

〈五大栄養素〉

なっている人もたくさんいます。体が正常に機能するのを邪魔する「楔」のようなものが作用しているからと考えられます。それが、体を構成する細胞に影響し、機能を低下させたり、あるいはがん細胞という化け物を作り出したりしているのです。

有害化学物質という楔

その**「楔」**の一つが、**有害化学物質**です。それらが日常的に口や鼻、皮膚から入り込み、体を構成する細胞に悪影響をおよぼしているのです。その結果として発生しているのが、がんです。また、心筋梗塞や脳梗塞なども関係しているかもしれません。

秘訣27で述べたように**動脈硬化の原因は、血管に発生した炎症で、それを起こすものの一つに喫煙**があげられています。タバコの煙には様々な有害物質が含まれており、それが血管に悪影響をおよぼして、炎症を起こすからと考えられます。ということは、同様に有害化学物質が血管に炎症を起こすことも考えられるのです。その結果、修復のためにコレステロールが集まって、血栓ができてしまうという可能性もあるのです。

いずれにせよ、**体内に入ってきた有害化学物質は、うまく処理されずに、すなわち**

分解されずに、体内を血液とともにグルグルめぐって、細胞に悪影響をおよぼすと考えられます。したがって、**それらを取り込まないことが、体の機能を正常に保つ秘訣**と考えられます。

極論に惑わされないようにしよう

ところで、最近「砂糖が悪い」「炭水化物は必要ない」「肉は食べるな」などということがことさら強調されています。しかし、**これらはいずれも「摂りすぎはよくない」を「それ自体がよくない」に取り違えているように思います。**

たとえば砂糖ですが、それを摂取すると、でんぷんなどに比べて吸収が早いので、血糖値が上がってしまいます。多少上がるくらいなら、すい臓がインスリンを分泌して、血糖値は下がりますが、**砂糖を一度に大量に摂取して血糖値が上がりすぎると、すい臓に負担**がかかります。**それが長く続けば、すい臓が疲弊してインスリンの分泌が悪くなり、糖尿病になる可能性**があります。しかし、**適度に摂取していれば、それほど血糖値は上がらず、糖尿病になる心配もありません。**私は長らく砂糖を摂取し続けていますが、血糖値はまったく正常です。

さらに、炭水化物は**必要ないという主張**もあります。確かに炭水化物は体の中で単にエネルギーになるだけで、体を構成する成分にはなりませんから、エネルギーを脂肪やたんぱく質で補えば、理論的には必要ありません。しかし、実際には無理です。たんぱく質や脂肪だけを毎日食べることなどできないからです。

また、**炭水化物を多く含む米飯、パン、ジャガイモ、サツマイモなどは、生活習慣病や、脳内炎症の原因になる**との指摘もあります。それらは**食後の血糖値を上げて、インスリンの分泌を促すため、すい臓を疲弊させ、糖尿病を起こす**というのです。さらに、**血液中の糖が増えて、血管壁が傷つけられ、動脈硬化につながる**というのです。

しかし、もともとすい臓はインスリンを分泌するための器官です。血液中の糖をインスリンが細胞に取り込ませ、そこで糖がエネルギーに変換されて、細胞は生命活動を営むことができるのです。ですから、インスリンを分泌するのはすい臓の本来の役割であり、それを続けたからと言って、簡単に疲弊するわけではありません。

もちろん炭水化物を過剰に摂取すれば、血液中の糖も過剰になってしまい、インスリンも過剰に分泌されることになり、それが続けば、すい臓が疲弊することはあるでしょう。しかし、適量を摂取していれば、そんなことにはなりません。つまり、**炭水化物にしても、必要な量を適度に摂るようにすればよい**のです。

肉にしてもそうです。**肉は重要なたんぱく源**です。ですから、**必要な量を食べるようにすればよい**のです。**くれぐれも極論に惑わされないようにし**て下さい。

秘訣34

性的に活発である人は元気な人が多いので、できれば歳を重ねても性的に活発でありたい

元気な人は、性的にも活発

「老いてますますさかん」ということわざがあります。年をとっても元気が衰えず、ますます意気さかんという意味ですが、ほかに、精力が衰えずに性的にますますさかんという意味もあります。元気な人は、性的にも活発な人が多いので、こんな意味に転用されたのかもしれません。**逆から見ると、元気でいるためには、性的にも活発で**

あることが一つの要因と見ることもできます。

とはいえ、歳を重ねるとともに精力は確実に低下してくるものです。これは、男性ホルモンの分泌量が低下してくるので、仕方のないことです。それでも「性的に活発でいたい」と思っている人は多いようで、そういう人たちをターゲットとした精力剤が数多く売られています。とくにドラッグストアの、栄養ドリンク売り場には、高価な精力剤がズラッと並んでいます。

効果が認められている「マカ」

精力剤というと、昔からまむしやすっぽん、ハブ、オットセイなど種々ありますが、はっきりと効果が認められているのはほとんどないようです。いずれもプラセボ効果、つまり、「ドリンク剤を飲んだから元気になる」という精神的な効果のほうが大きいようです。そんななかで、少ないながら科学的に精力増強作用がある程度確認されているものがあるのです。その一つは、「マカ」です。

マカは、南米原産のアブラナ科の多年草で、カブに似た根茎部分が、現地では古くから食用として利用されています。**俗に男女ともに「強壮作用がある」**といわれ、それを期待して食べている人も多いようです。そして、その作用は確かなようなのです。

前出の国立健康・栄養研究所の『「健康食品」の安全性・有効性情報』によると、「健康な男性56名（21～56歳）を対象とした二重盲検並行群間無作為化プラセボ比較試験において、マカを1・5gまたは3g／日、12週間摂取させたところ、性欲を改善することが示唆されたという報告がある」とのことです。

つまり、マカを毎日摂取し続ければ、性欲が高まるという効果が確認されているというわけです。なお、安全性については、「短期間であれば適切に用いた場合、経口摂取で安全性が示唆されている」とのこと。

添加物の少ない製品がおススメ

こうしたデータもあってか、各メーカーから様々なマカのサプリメントが発売されています。新聞広告でもよく見かけますし、ドラッグストアでも何種類かが売られています。ただし、**安全性の疑わしい添加物が使われている製品も少なくありません。**

そんな中で、比較的安心して飲めるのが、エーエフシーの「マカ」です。というのも、原材料が「マカ、微粒二酸化ケイ素、ステアリン酸カルシウム」とシンプルだからです。

微粒二酸化ケイ素は、ガラスの成分の二酸化ケイ素を微粒子状にしたもので、錠剤を固めるために使われていますが、消化管から吸収されることはないと考えられるので、体に悪影響をおよぼすことはないでしょう。ステアリン酸カルシウムは、脂肪酸とカルシウムが結合したものなので、問題はありません。

この製品は、1粒（0・3g）中にマカを96・5%含んでいます。ですから、およそ5粒で前の臨床試験データにおける1・5gと同程度のマカを摂取することができます。「老いてますますさかん」でありたいという人は、一度試してみてはどうでしょうか。

秘訣35

医者に頼らず、自分の体は自分で守るという姿勢で日常生活を過ごす

自然治癒力を活かそう

「病気になったら、医師に診てもらう」と思っている人がほとんどでしょう。しかし、**医師に頼る前に、まず自分の体は自分で守るという心構えが必要**だと思います。医師に頼ろうとしていたのでは、日頃からの健康管理もおろそかになりがちだからです。

風邪や下痢、膝関節痛、腰痛などで病院や整骨医院を訪ねる人は多いようですが、

その前に自分で改善させることを試みてはどうでしょうか。その他の病気でも、軽いものであれば、ある程度自分で治すことができると思います。**なぜなら、体には自然治癒力といって、自分で自分を治そうとする力が備わっている**からです。

さらに、今はインターネットに医学情報がいろいろ載っているので、詳しく調べることができますし、ドラッグストアには様々な医薬品が売られています。それらを活用すれば、軽い病気なら、だいたい治せるのではないかと思います。なお、ネットの医学情報は信用できないものも多いので、公の病院、医師、公的法人などのホームページを参考にしたほうがよいでしょう。

結膜炎になったらどうする？

軽い病気はいくつもありますが、たとえば目の病気である結膜炎。目の白い部分やまぶたの裏が赤く充血して、違和感を覚えるような病気です。おそらく結膜炎になったことがある人は多いと思いますが、実は先日、私も突然結膜炎になってしまいました。

都内のある駅のトイレで鏡を見たら、右の目が赤く充血していることに気付きました。そこで、近くの薬局で「アイリスCL-Iネオ」（大正製薬）という防腐剤の入っていない、使い切りの目薬を買って点眼しました。ちなみに、この目薬は眼の調子が悪くなった時にいつも使っているものです。防腐剤が入っていないので、まったくしみません。

ところが、何回か点眼しましたが、改善の兆しは見られず、そのうち、左目も充血してきました。私は、「これは結膜炎だろう」と思い、インターネットで調べたところ、やはり結膜炎の症状と一致していました。

結膜炎には、主にウイルス性、細菌性、アレルギー性があり、ウイルス性は治療薬がないため、眼科医院で診療を受けても治らないと書いてありました。細菌性の結膜炎は、何らかの雑菌が原因なので、抗生物質などの投与で容易に治るとのこと。アレルギー性結膜炎は、花粉症などですが、これではないと思いました。もともと私は花粉症ではありませんし、最初は右眼だけ充血したからです。やはり雑菌か何かが目に入ったのだろうと思いました。

市販の抗菌目薬で治した

とりあえず目を清潔にしようと思い、洗眼薬を買ってきて、添付の洗眼キャップを使って、目を一日に何回も洗うようにしました。しかし、症状はいっこうに改善しませんでした。むしろひどくなっているようで、目の白い部分がかなり赤くなってしまい、まぶたの裏も真っ赤になっていました。

「このままひどくなったら、どうしよう？」という不安を感じて、近くの眼科医院を訪ねようかとも思いました。しかし、**私はできるだけ病院には行かない主義**を貫いており、それにウイルス性であったら、眼科医院で診てもらっても治らないことがわかっていたので、診てもらっても意味はないと考えました。また、細菌性の場合は、眼科医院に行って抗菌目薬をもらえば治るだろうと思いましたが、それなら市販の抗菌目薬でも治るのではないかと思いました。

そこで、近くのドラッグストアで、結膜炎用の抗菌目薬〔抗菌アイリス〕（大正製薬）を購入しました。これも使い切りタイプで、防腐剤が入っていないので、まったくしみません。前に買った洗眼薬に付いていた洗眼キャップを使って、水道水でよく目を洗った後に、抗菌目薬を差しました。説明書には、「3日に3～6回点眼」とあったので、1日に4～5回ぐらい点眼しました。すると、しだいに充血が治まっていきました。そして、一週間ほどで完全に治りました。

自分の体は自分で守る

おそらく両目が真っ赤に充血した時点で、多くの人は眼科医院に行くでしょう。「治らなかったらどうしよう」「悪化して失明したらどうしよう」などといった不安な心理が働くからです。また、眼科医院に行って医師に診てもらい、治してもらったほうが楽だからです。

しかし、結膜炎などのちょっとした病気であれば、インターネットや医学事典などで原因や治療法を調べて、自分で対処すれば、だいたいは治すことができると思います。かえって医師に頼って、検査で辛い思いをしたり、まちがった治療法や投薬によって悪化するということも考えられます。最近多発している病院の不祥事を見ていると、そういうことも十分起こり得るでしょう。

もともと人間には、自然治癒力が備わっていて、ちょっとした体の故障であれば、自分で治すことができます。たとえば、打撲や捻挫などの障害は、時間が経てば治っていきます。風邪にしても、免疫力によって治ります。そのほかの病気も同じで、薬は自然治癒力を手助けするにすぎません。私の結膜炎の場合も、体の免疫力と抗菌目薬とが合わさって、雑菌を退治してよくなったと考えられます。

医師に頼らず、自分の体は自分で守るという姿勢が、日常の健康を維持するのには必要だと思います。**その気持ちがあれば、食事や運動などにも気を使うようになり、80歳まで元気に生きられる確率が高まる**と考えられます。

秘訣36

がんになったらどうするか、日頃から自分でよく考えて、方針を決めておこう

がんは本当に怖いのか？

がんは予防が第一ですが、では最後に、もしがんになってしまったらどうするかについて、考えてみたいと思います。「がん」と聞くと、とても怖い病気と感じる人が多いと思いますが、実際にそうなのでしょうか？

がんになった細胞は、もともとは自分の体の細胞です。それが**突然変異**を起こし、

異常な状態になってしまったものです。この異常な状態のものは、一般に**腫瘍**と言われます。腫瘍は、正常な細胞ではなくなってしまっているため、本来の機能を果すことができません。たとえば、肝臓に腫瘍ができた場合、その部分は肝臓の機能を果せなくなります。

しかし、それだけではそれほど問題ではなく、もちろん死亡することもないのです。なぜなら、腫瘍以外の肝臓の正常な細胞が機能すれば、肝臓の機能を十分に果すことができるからです。ですから、**腫瘍ができても、一定の範囲で留まれば、肝不全に陥ることはなく、死亡することもない**のです。

悪性の腫瘍ががん

ところが、できた腫瘍がどんどん大きくなって、臓器を機能不全にさせてしまうケースが多いようです。また、血流に乗って他の臓器に転移し、その臓器で増殖して機能不全に陥ります。この**増殖し続けたり、転移したりする腫瘍が、がん（悪性腫瘍）**なのです。

ところで、**単なる腫瘍なのか、悪性腫瘍なのかを見極めるのは、なかなか難しい**ようです。２０１２年10月に岩手県盛岡市で、各企業の社員を診療する産業医の研修会があり、そこで私は食品添加物について講演したのですが、その後、医師たちとの懇親会があったので、その際に「腫瘍は悪性かそうでないか、はっきりわかるのですか？」という質問をしてみました。すると、内科の医師は、「わかります」と答えましたが、脳外科の医師は「わかりません」と答えました。

脳の場合、腫瘍ができると、悪性かそうでないかの区別なく、脳腫瘍ということで危険な病気と判断されるという事情もありますが、それにしても、悪性かどうかを判断できるのかについては、医師によって意見が分かれるのです。

悪性でない腫瘍は放っておいた方がよい

『医者に殺されない47の心得』（アスコム刊）の著者の近藤誠医師（元慶應義塾大学医学部講師）は、がんと言われているケースの多くは本物のがんではなく、いわば「がんもどき」であって、治療を行なわなくても命にかかわるものではないと主張しています。この「がんもどき」は転移しない腫瘍のことであって、悪性ではない腫瘍と考えられます。ですから、放っておいても転移せず、それほど増殖もしないので、臓器を機能不全に陥らせることはないというわけです。

腫瘍のうち、どの程度が悪性なのか、正確なところは分かりませんが、悪性ではないとすると、治療をしなくても死ぬことはないことになります。悪性でないのに手術や放射線、抗がん剤などで治療を行なうと、体力を失わせ、免疫力も低下させるので、かえってそれらの影響で死亡することも考えられます。ですから、**悪性でない腫瘍であれば、治療はせずに、放っておいた方がよい**ということになります。

私はがん治療を受けないと決めている

仮に悪性だったとしても、それが増殖して臓器を機能不全にするには、かなりの時間がかかります。ですから、**その間は生きていくことができる**のです。なお、近藤医師によると、**痛みを覚えるがんは少ない**といいます。

私は、もしがんが体のどこかに発見されたとしても、治療は受けないことに決めています。もう60歳を過ぎていますし、いずれにせよ、それほど長く生きられるわけではありません。

また、手術にしろ、放射線にしろ、抗がん剤にしろ、治療を受けるためには、様々な辛い検査を受けなければなりません。以前私は、胃の内視鏡検査を受けたことがありますが、とても辛いもので、「二度と受けたくない」と感じました。また、胃のエックス線検査も受けましたが、まずいバリウムを飲まされ、腸の調子が悪くなりました。

さらに、これらの検査の後に受けるがん治療は、どれにしても辛いものです。しかも、治療を受けたからといって、がんが治る保証はありません。だったら、治療は一切受けずに、がんとともに生きていこうと思っています。がんだって、もともとは自分の細胞なのですから。

この考えを人に勧めるつもりはありませんが、みなさんも、**もしがんになった時にはどうするかについて、考えておいた方がよい**と思います。**自分の命なのですから、よく考えて、自分でどうするかを決めるのがベスト**だと思います。

おわりに

私は昨年9月で60歳になりましたが、これまで大きな病気をしたことは一度もなく、もちろん入院したこともありません。フリーとなって執筆活動を始めてから30年以上たちますが、ずっと仕事を続けてこられたのは、病気にならなかったからだと思います。もし大病をして入院生活を送っていたら、おそらくフリーで仕事を続けるのは無理だったでしょう。

ところで、**人間が健康を維持していくうえで、もっとも大切なのは食べ物**です。私たちは言うまでもなく、食べ物によって栄養とエネルギーを得ることで体を維持することができています。ですから、私はこれまで食べ物にはかなり気を使ってきました。安全性の疑わしい食品添加物、とくに**発がん性やその疑いのある添加物は極力摂取しないように注意し**、また、**野菜や果物の残留農薬などにも気を使ってきました。これらの化学物質が体のシステムを乱したり、臓器の機能を低下させたり、あるいは細胞**

をがん化させる可能性があると考えたからです。

それから飲み水にも注意してきました。人間の体の60～70%は水でできています。したがって、もし飲み水に有害化学物質が含まれていた場合、それは全身に回り、各臓器や組織の細胞に悪影響をおよぼすことになります。**そこで、水道水に含まれる有害化学物質をできるだけ除去する**ように心がけてきました。

そのかいあってか、冒頭で述べたように大きな病気も入院することもなく、現在まで過ごすことができました。さらに少し欲張りに見えるかもしれませんが、できれば「80歳まで元気でいたい」と思っています。おそらく同じように考えている人も多いのではないでしょうか。

ただし、**そのためにはがんや心臓病・脳卒中などの重い病気を患うことなく、また、日常生活に支障をきたすような病気にならないようにする**必要があります。これは一見難しいように思われますが、十分可能と考えられます。ちなみに、一度重い病気になって、その後回復したという人もいると思いますが、そんな人でも、これらを実現することは十分可能と考えられます。

本書は、そのための方法を具体的に示したものです。36の秘訣を実行するのはそれほど難しいことではないと思います。中には「できないよ」という人もいるかもしれませんが、そんな人はとにかく実行できるものから行なって欲しいと思います。

最近、「健康寿命」という言葉をよく耳にします。日常生活で介護を必要とせずに自立して生活ができる生存期間のことです。**いくら長生きしても、病気がちだったり、寝たきりだったりというのでは、本人も周りの人たちも辛い思いをしなければなりません。**ですから、**健康に長生きすることが大切**なのです。

「80歳まで健康に生きたい」という人は、ぜひ本書を参考にしていただければと思います。

2015年5月

渡辺雄二

渡辺雄二　わたなべ ゆうじ

科学ジャーナリスト。1954年生まれ、栃木県出身。千葉大学工学部合成化学科卒業後、消費生活問題紙の記者を経て、82年からフリーの科学ジャーナリストとなる。執筆や講演で食品、環境、医療、バイオテクノロジーなどの諸問題を消費者の視点で提起し続けている。著書にミリオンセラーとなった『買ってはいけない』（共著、金曜日）、『食べてはいけないお弁当 食べてもいいお弁当』（だいわ文庫）、『体を壊す10大食品添加物』『体を壊す13の医薬品・生活用品・化粧品』（幻冬舎新書）、『お菓子の危険度調べました』（三才ブックス）、『危ない食品添加物ハンドブック』（主婦と生活社）、『がんになる29の添加物を食べずに生きる方法』（宝島社）、『使うならどっち!?』（サンクチュアリ出版）、『アレルギーを防ぐ37の真実』『健康に長生きしたけりゃゼラチンを食べなさい』（小社刊）などがある。

80歳まで健康に生きる36の秘訣

発行日　2015年5月31日　第1刷発行

著　者　渡辺雄二
編集人
発行人　阿蘇品蔵
発行所　株式会社青志社
〒107-0052 東京都港区赤坂6-2-14 レオ赤坂ビル4F
（編集・営業）Tel : 03-5574-8511　Fax : 03-5574-8512
http://www.seishisha.co.jp/

印　刷　太陽印刷工業株式会社
製　本　東京美術紙工協業組合

ISBN 978-4-86590-006-4 C0095

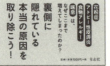

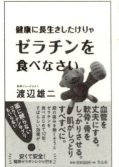